Sophie Rasson
David Mete

Usage détourné de clonazepam et passage à l'acte medico-légal

Sophie Rasson
David Mete

Usage détourné de clonazepam et passage à l'acte medico-légal

Une étude comparative chez des détenus Créoles sur l'ile de la Réunion en 2011

Presses Académiques Francophones

Mentions légales / Imprint (applicable pour l'Allemagne seulement / only for Germany)
Information bibliographique publiée par la Deutsche Nationalbibliothek: La Deutsche Nationalbibliothek inscrit cette publication à la Deutsche Nationalbibliografie; des données bibliographiques détaillées sont disponibles sur internet à l'adresse http://dnb.d-nb.de.
Toutes marques et noms de produits mentionnés dans ce livre demeurent sous la protection des marques, des marques déposées et des brevets, et sont des marques ou des marques déposées de leurs détenteurs respectifs. L'utilisation des marques, noms de produits, noms communs, noms commerciaux, descriptions de produits, etc, même sans qu'ils soient mentionnés de façon particulière dans ce livre ne signifie en aucune façon que ces noms peuvent être utilisés sans restriction à l'égard de la législation pour la protection des marques et des marques déposées et pourraient donc être utilisés par quiconque.

Photo de la couverture: www.ingimage.com

Editeur: Presses Académiques Francophones est une marque déposée de
Südwestdeutscher Verlag für Hochschulschriften GmbH & Co. KG
Heinrich-Böcking-Str. 6-8, 66121 Sarrebruck, Allemagne
Téléphone +49 681 37 20 271-1, Fax +49 681 37 20 271-0
Email: info@presses-academiques.com

Produit en Allemagne:
Schaltungsdienst Lange o.H.G., Berlin
Books on Demand GmbH, Norderstedt
Reha GmbH, Saarbrücken
Amazon Distribution GmbH, Leipzig
ISBN: 978-3-8381-7032-9

Imprint (only for USA, GB)
Bibliographic information published by the Deutsche Nationalbibliothek: The Deutsche Nationalbibliothek lists this publication in the Deutsche Nationalbibliografie; detailed bibliographic data are available in the Internet at http://dnb.d-nb.de.
Any brand names and product names mentioned in this book are subject to trademark, brand or patent protection and are trademarks or registered trademarks of their respective holders. The use of brand names, product names, common names, trade names, product descriptions etc. even without a particular marking in this works is in no way to be construed to mean that such names may be regarded as unrestricted in respect of trademark and brand protection legislation and could thus be used by anyone.

Cover image: www.ingimage.com

Publisher: Presses Académiques Francophones is an imprint of the publishing house
Südwestdeutscher Verlag für Hochschulschriften GmbH & Co. KG
Heinrich-Böcking-Str. 6-8, 66121 Saarbrücken, Germany
Phone +49 681 37 20 271-1, Fax +49 681 37 20 271-0
Email: info@presses-academiques.com

Printed in the U.S.A.
Printed in the U.K. by (see last page)
ISBN: 978-3-8381-7032-9

UNIVERSITE DE LA MEDITERRANEE

FACULTE DE MEDECINE DE MARSEILLE

Mésusage du clonazepam chez des détenus à l'île de la Réunion en 2011

Lien entre consommation avant incarcération et conséquences médico-légales du passage à l'acte

Présentée et publiquement soutenue devant

LA FACULTE DE MEDECINE DE MARSEILLE

Le 3 mai 2012

Par Mlle Sophie Rasson

Date et lieu de naissance : le 21/09/1980 à Uccle (Belgique)

Pour obtenir le grade de Docteur en Médecine

D.E.S. de Psychiatrie

Membres du Jury de la Thèse :

Monsieur le Professeur Nicolas SIMON	Président
Monsieur le Professeur Christophe Lançon	Assesseur
Monsieur le Professeur Jean Naudin	Assesseur
Monsieur le Professeur Xavier Thirion	Assesseur
Madame Joëlle Micallef	Assesseur
Monsieur David Mete	Directeur de thèse

Remerciements

Merci tout d'abord au Professeur Nicolas Simon, qui a accepté de présider le jury de cette thèse et m'a guidé tout au long de sa rédaction ;

Toute ma gratitude au Docteur David Mete pour ses précieux conseils, ses remarques judicieuses et sa gentillesse ;

Merci au Professeur Christophe Lançon de m'avoir accordé sa confiance, et de m'avoir permis de terminer mon étude ;

Un grand merci à Chloé pour sa présence, son écoute bienveillante et ses encouragements ;

Merci au Docteur Joëlle Micallef et Amélie Daveluy (CEIP de Bordeaux) pour les informations précieuses qu'elles m'ont apporté ;

Merci également au Docteur Marc Adida d'avoir accepté de corriger mon anglais ;

Tous mes remerciements au personnel du SMPR de la prison du Port à la Réunion pour leur accueil, et aux détenus qui ont accepté de répondre à mes questions ;

Un clin d'œil à tous les grimpeurs du SMUC pour tous les moments inoubliables, les fous rires, les journées de détente qui ont ponctué ces dernières semaines de travail ;

Encore merci à mes sœurs, à mes amis, et à tous ceux que je n'ai pas cité qui ont été présents et m'ont soutenu pendant ces longues années ;

Enfin, toute ma reconnaissance à ceux qui m'ont guidé pendant mes études et qui ont su me communiquer leur passion pour la psychiatrie.

A Maman

Sommaire

Introduction

Les benzodiazépines sont les médicaments psychotropes les plus utilisés en France et dans le monde. La France est leader mondial en matière de volume de consommation de benzodiazépines par habitant, avec près de 80 % des prescriptions effectuées par des généralistes (1). Leur efficacité a été démontrée dans l'épilepsie, les troubles anxieux et les troubles du sommeil, mais elles ont un potentiel addictif et sont souvent impliquées dans les comportements toxicomaniaques.

L'usage de substances psychoactives est un phénomène grandissant en France, véritable problème de santé publique, étant donné les conséquences sur la santé mentale, la santé physique, et le retrait social progressif qu'il engendre. Ce phénomène encore insuffisamment connu dans la littérature internationale prend une ampleur croissante ces dernières années.

Sur l'ile de la Réunion (Annexes 1 et 2) où la plupart des drogues dites « dures » sont difficilement accessibles, les conduites toxicomaniaques concernent souvent des médicaments détournés de leur usage, en particulier le clonazepam (Rivotril®). L'actualité fait régulièrement état de cas de mésusage de clonazepam, décrivant des comportements violents et incontrôlables chez les usagers de ce produit (2-4). Les conséquences constituent une préoccupation majeure sur l'Ile, non seulement sur le plan médico légal mais également sur un plan social, familial et professionnel.

Nous verrons successivement une présentation de la molécule clonazepam, une description du mésusage du produit et de ses effets en usage détourné, puis nous rappellerons les caractéristiques de quelques passages à l'acte sous benzodiazépines dans les dernières décennies, et enfin nous évoquerons les mesures réglementaires récentes encadrant la prescription du clonazepam. Ensuite nous détaillerons les résultats d'une étude transversale réalisée au centre de détention du Port (île de la Réunion) en 2011 portant sur les liens entre consommation de clonazepam avant incarcération et caractéristiques du passage à l'acte des détenus. Enfin, nous conclurons sur les apports de nos résultats sur la prise en charge des consommateurs à l'intérieur et à l'extérieur de la prison.

La molécule clonazepam

A. Généralités

Le Rivotril® (clonazepam) appartient à la famille des benzodiazépines.

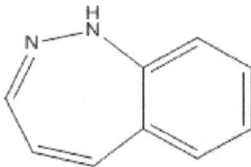

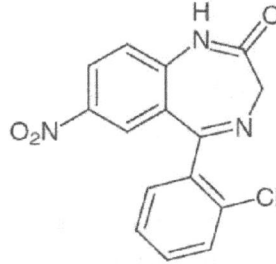

benzodiazépine   Clonazepam

Les molécules de cette classe de médicaments ont plusieurs actions pharmacologiques : hypnotique, anxiolytique, anticonvulsivante, myorelaxante, amnésiante.

Ces molécules ont été découvertes en 1959 grâce aux travaux du chimiste Leo H. Sternbach (5). Le chlordiazepoxide ou Librium® a été la première molécule mise sur le marché par le laboratoire helvétique Hoffman-LaRoche. Le clonazepam apparaît sur le marché français en 1973, puis en 1976 aux USA sous le nom de Klonopin®.

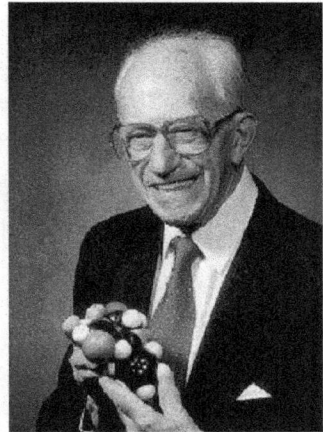

B. Données cliniques

1. Indications

Le clonazepam possède une autorisation de mise sur le marché (AMM) en France uniquement pour l'épilepsie, domaine pour lequel la molécule a fait l'objet de très nombreuses études (6, 7). Il est également validé dans le trouble panique avec ou sans agoraphobie aux USA par la *Food and Drugs Administration* (FDA). Il a été proposé dans d'autres indications : les douleurs neuropathiques, le sevrage éthylique, le sevrage des benzodiazépines, l'accès maniaque (8, 9). Au total il est souvent prescrit dans les troubles du sommeil, l'anxiété, le sevrage alcoolique et d'autres substances, l'épilepsie, les dyskinésies tardives, les douleurs musculaires (10).

En France, les Références Médicales Opposables (RMO) élaborées par l'Agence Nationale d'Accréditation et d'Evaluation en Santé (ANAES) donnent un cadre strict pour la prescription des benzodiazépines (Annexe 3)

2. Posologie

La posologie du clonazepam doit tenir compte de l'âge, du poids du malade et de la sensibilité individuelle : 0,05 mg à 0,1 mg/kg et par jour en traitement d'entretien.

Les études entreprises ont montré une absence de corrélation rigoureuse, non seulement interindividuelle, mais également chez le même sujet, entre les taux plasmatiques de clonazepam et les doses efficaces thérapeutiques (11).

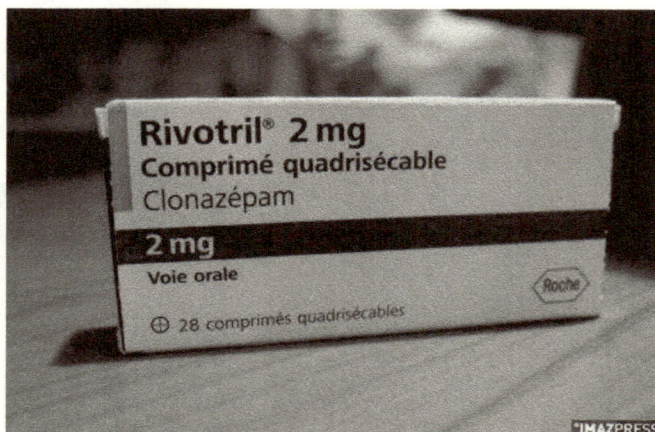

3. Mises en garde et effets indésirables

   A. Dépendance

   La dépendance aux benzodiazépines est connue depuis les débuts de leur commercialisation (12).

   La prévalence de la dépendance est variable selon les études (populations étudiées, critères diagnostiques de dépendance, symptômes de sevrage). Elle concernerait 2 à 14% des patients hospitalisés (13) ; dans les études en population générale jusqu'à 14% des consommateurs en Grande Bretagne (soit 1,1% de la population générale) et 2% en France (14).

   Les facteurs de risque du développement d'une dépendance aux benzodiazépines sont principalement (15) :

   - une durée traitement supérieure à 4 mois

   On observe des symptômes de sevrage chez 57% des consommateurs chroniques à l'arrêt (16). Une exposition minimale de 8 semaines serait nécessaire au développement d'une dépendance, c'est pourquoi en France, la prescription est déconseillée au delà de 3 mois. Cependant cette durée est déjà assez large pour instaurer une dépendance chez certains sujets (17).

   - une forte posologie : plus les doses sont élevées, plus la dépendance est rapide.
   - un âge avancé
   - des antécédents d'abus de substances
   - certains facteurs de personnalité prédisposants (18)

   B. Troubles du comportement

   Considérées habituellement comme des sédatifs, les benzodiazépines et produits apparentés peuvent entraîner chez certains sujets et à des degrés divers une altération de l'état de conscience et des troubles du comportement et de la mémoire. Certains de ces troubles étant à l'opposé des effets apaisants escomptés (par exemple désinhibition, anxiété, comportements auto ou hétéro agressifs) sont appelés réactions paradoxales et peuvent être à l'origine d'actes médico-légaux.

Peuvent être observés (19) :

- aggravation de l'insomnie, cauchemars, agitation, nervosité,
- idées délirantes, hallucinations, état confuso-onirique, symptômes de type psychotique,
- désinhibition avec impulsivité, euphorie, irritabilité,
- amnésie antérograde,
- suggestibilité.

Ces symptômes peuvent s'accompagner de troubles potentiellement dangereux pour le patient ou pour autrui, à type de :

- Comportement inhabituel pour le patient,
- Comportement auto- ou hétéro-agressif, notamment si l'entourage tente d'entraver l'activité du patient,
- conduites automatiques avec amnésie post-événementielle.

Ces comportements peuvent être observés chez des personnes sans antécédent psychiatrique, mais une personnalité limite ou anxieuse, l'influence de l'alcool, une frustration semblent être des facteurs favorisants (20). Ce comportement agressif a été montré chez l'animal et chez des volontaires sains (21). La survenue de ce type de manifestations impose l'arrêt du traitement.

C. Phénomène de rebond

Ce syndrome se manifeste par la réapparition ou l'exacerbation des troubles ayant motivé la prescription de benzodiazépines de façon transitoire à l'arrêt du traitement (22). L'effet rebond doit être distingué du syndrome de sevrage qui intervient chez les sujets dépendants.

D. Autres effets indésirables

D'autres effets indésirables des benzodiazépines sont classiquement décrits :

- amnésie antérograde
- sensations ébrieuses, céphalées, ataxie,
- somnolence et baisse de vigilance
- dépression respiratoire

- apparition d'une tolérance avec diminution de l'effet anxiolytique lors de la poursuite du traitement pendant plusieurs semaines.

Il existe d'autres effets indésirables plus rares que nous ne mentionnerons pas ici.

4. Surdosage

Le pronostic vital peut être menacé, notamment dans les cas de poly-intoxication impliquant d'autres dépresseurs du système nerveux central (y compris l'alcool). Les cas bénins se manifestent par des signes de confusion mentale, une léthargie. Les cas plus sérieux se manifestent par une ataxie, une hypotonie, une hypotension, une dépression respiratoire, exceptionnellement un décès. En cas de prise massive, les signes de surdosage se manifestent principalement par une dépression du système nerveux central pouvant aller de la somnolence jusqu'au coma, selon la quantité ingérée. Toutefois, ces molécules sont une avancée considérable vis-à-vis des risques liés aux effets indésirables et au potentiel addictif des molécules utilisées auparavant (barbituriques, méprobamate).

C. Données pharmacologiques

Les benzodiazépines se distinguent par (23) :

- leurs propriétés **pharmacodynamiques** : spécificité pour le récepteur GABA-A et activité (haute, moyenne ou légère) (22).

Les benzodiazépines augmentent l'affinité du récepteur GABA-A pour son ligand naturel (l'acide gamma-amino-butyrique) (24), ce qui provoque indirectement une activation du canal chlore membranaire avec afflux de chlore intracellulaire, responsable d'une hyperpolarisation membranaire. Le système GABA étant le principal système inhibiteur du système nerveux central (SNC), ce mécanisme est à l'origine d'un effet inhibiteur puissant sur le système nerveux central (11).

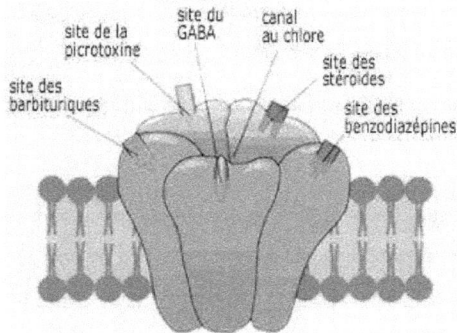

site de la picrotoxine
site du GABA
canal au chlore
site des stéroïdes
site des barbituriques
site des benzodiazépines

Le clonazepam a une spécificité marquée pour le récepteur GABA-A. Il possède également des propriétés sérotoninergiques (régulation des récepteurs sérotoninergiques 5-HT1 et 5-HT2), ce qui lui conférerait des propriétés antidépressives modérées. Il a été ainsi proposé en adjonction des traitements par inhibiteurs sélectifs de la recapture de la sérotonine dans la dépression, avec un effet de raccourcissement du délai de réponse thérapeutique (15).

- leurs propriétés **pharmacocinétiques** : rapidité d'action, durée d'action, demi-vie.

Les données pharmacocinétiques ne sont pas corrélées à la durée d'action. La rapidité d'action dépend de la lipophilie de la molécule qui conditionne sa pénétration dans les membranes cellulaires du SNC. L'affinité du récepteur GABA pour les benzodiazépines va conditionner l'intensité de l'action ainsi que la durée. Dans le cas du clonazepam, le délai d'action est de 20 à 30 minutes après absorption orale puis le pic plasmatique survient en une à deux heures. Sa durée d'action est intermédiaire et sa demi-vie est longue (25). Sur le plan pharmacologique, il est considéré comme une benzodiazépine de haute activité (22).

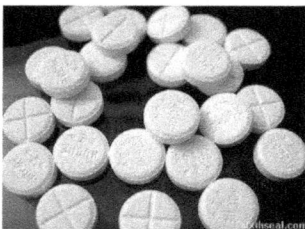

Les benzodiazépines et apparentés persistent dans l'organisme pendant une période de l'ordre de 5 demi-vies environ. Lors de prises répétées, il existe un risque d'accumulation du médicament ou de ses métabolites avec des signes de surdosage.

Mésusage du clonazepam

A. Potentiel d'abus et de dépendance des benzodiazépines

Chez les toxicomanes on observe une préférence marquée pour ces molécules vis-à-vis d'autres psychotropes. Sur le plan neurobiologique, les benzodiazépines n'interviennent pas dans la neurotransmission dopaminergique cérébrale contrairement à la plupart des substances addictives (cannabis, nicotine, cocaïne, amphétamines) (26). Or les substances qui interfèrent avec la neurotransmission dopaminergique modifient le fonctionnement du circuit de récompense mésolimbique avec pour conséquence le renforcement du comportement addictif (27). Le potentiel addictif des benzodiazépines est donc réel mais serait nettement inférieur à celui d'autres substances (héroïne, cocaïne) (28). Certaines études rapportent un usage inapproprié des benzodiazépines (par injection) chez 50% des consommateurs d'héroïne sur les 6 derniers mois (29).

Toutes les benzodiazépines n'auraient pas le même potentiel d'abus : il existe des différences significatives au niveau du pouvoir renforçant positif de la molécule (rapidité d'absorption) et des effets euphorisants (subjectifs).

D'après des publications concernant des études expérimentales, des entretiens avec des patients toxicomanes et des professionnels de santé, les benzodiazépines les plus addictives seraient des substances « flash » à 1/2 vie courte (triazolam, mais aussi midazepam, oxazepam), associées à d'autres substances (22).

L'usage abusif serait rare en population générale. L'addiction aux benzodiazépines est rarement primaire et complique souvent l'abus ou la dépendance à d'autres substances, en particulier les opiacés (50 à 90% selon les études) (30) et l'alcool (plus de 50% selon Miller (31)).

Les benzodiazépines les plus consommées dans le monde sont le diazépam mais aussi le temazepam, l'alprazolam et le flunitrazepam, consommées de façon abusive en Europe, Asie, Etats-Unis. On note une appétence particulière des toxicomanes pour le flunitrazepam, notamment en Europe. Les raisons évoquées par les consommateurs (32) sont l'action rapide du produit avec perte de contrôle (*blackouts* »).

Deux types d'usage des benzodiazépines sont classiquement décrits (33) :

- usage à but **toxicomaniaque**

Les sujets cherchent à obtenir un effet euphorisant, psychoactif, ou une désinhibition comportementale. Parfois le produit est consommé également dans le but de potentialiser l'effet d'autres substances (27). Les principaux risques de ce type de consommation sont les comportements paradoxaux, les perturbations psychomotrices, les complications (en particulier lors d'association aux opiacés, à la méthadone ou la buprénorphine, avec un risque majoré de dépression respiratoire)

- usage à but **auto-thérapeutique**

Dans ce cas les consommateurs utilisent le produit pour soulager un handicap, une souffrance psychique. Le but de la consommation est ici principalement anxiolytique. Chez ces utilisateurs on aura plus fréquemment des symptômes de sevrage et des troubles anxieux primaires ou induits par la consommation de substances (34).

Les benzodiazépines seraient impliquées dans plus de 50% des décès par overdoses chez des toxicomanes (en association avec héroïne, méthadone, alcool) par leur effet dépresseur respiratoire à fortes doses (35). En réalité leur risque toxique est faible si elles sont consommées seules, mais en présence d'un opiacé elles majorent le risque de décéder d'une overdose.

B. Epidémiologie du mésusage du clonazepam

Le Rivotril® jouit d'une réputation de produit relativement peu détourné de son usage dans la littérature internationale (pays anglo-saxons). Dans ces pays c'est l'alprazolam qui se place en tête du mésusage, suivi du lorazépam (36).

Le mésusage de clonazepam est surtout décrit parmi des patients dépendant des opiacés et substitués par méthadone : l'effet du clonazepam, par sa potentialisation des effets de la méthadone, rappellerait le shoot. Chez les usagers de cocaïne, il est utilisé pour gérer la décente (le « crash »). La voie orale est la règle, les cas d'usage intraveineux sont rares.

Chaque année sont vendus en France entre 3 500 000 et 4 000 000 flacons de solution buvables, entre 2 000 000 et 2 500 000 boites de comprimés et entre 40 000 et 45 000 boites d'ampoules de clonazepam (37).

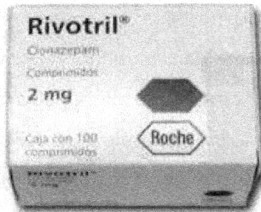

L'usage de médicaments psychotropes est peu fréquent comparé aux consommations d'alcool et de tabac. Les tranquillisants et les hypnotiques constituent la grande majorité des médicaments psychotropes achetés. Ils sont à 85% prescrits par des médecins généralistes (38). D'après une enquête auprès des médecins généralistes exerçant en libéral, 2/3 des généralistes prescrivent des médicaments à effet sédatif, hypnotique ou anxiolytique. La prescription de neuroleptiques ou d'antidépresseurs concerne un médecin sur cinq. Les médecins qui ont suivi une formation en prescriraient deux fois plus que les autres.

Le profil des usagers de benzodiazépines en France est surtout constitué de femmes d'âge moyen, souffrant de pathologies anxio-dépressives et soumises à des facteurs de stress importants. On retrouve souvent dans les prescriptions antérieures des médicaments susceptibles de donner lieu à abus ou dépendance (39).

En 1997, la forme comprimés dosés à 2mg de flunitrazepam (Rohypnol®) a été retirée du marché du fait du nombre de prescriptions détournées. La forme restante à 1mg a fait l'objet d'une inscription sur la liste des stupéfiants en 2001 par l'Agence Française de Sécurité Sanitaire des Produits de Santé (AFSSAPS) (40).

Les sujets dépendants au flunitrazepam étaient alors traités par clonazepam pour diminuer l'intensité des symptômes de sevrage (41). Progressivement, la consommation de clonazepam a augmenté depuis 2001, avec une prescription très élevée et persistante en dehors des indications de l'AMM en particulier dans les douleurs neuropathiques (39).

2. Sur l'île de la Réunion

L'apparition du Rivotril® dans la consommation locale de substances psychoactives est notée depuis 1999, dans plusieurs régions de l'île, souvent en association avec de l'alcool. Cet usage détourné serait de plus en plus fréquent, surtout chez les jeunes de moins de 20 ans dont il serait le produit préféré actuellement (42). Depuis 2003 on note une fréquence encore plus marquée de la poly-consommation, avec la recherche de potentialisation des effets et une association avec l'alcool qui accroît la violence et les passages à l'acte.

Les usagers le consomment sous forme de comprimés ou de gouttes selon la forme disponible sur le marché parallèle. Le Rivotril® a remplacé progressivement le Rohypnol® dont le nombre de prescriptions a nettement diminué depuis la mise en place et l'application d'un cadre strict de prescription et de délivrance en 2001. La prescription médicale est alors le mode d'obtention le plus courant, pour divers motifs : suivi d'épilepsie, insomnies, fin de sevrage alcoolique (39). Toutefois, il peut être également obtenu dans une moindre mesure de manière illégale. Cependant le clonazepam reste largement utilisé dans l'épilepsie et dans certaines douleurs neuropathiques. En milieu hospitalier, il est encore souvent en usage dans le sevrage éthylique.

Deux raisons principales pourraient expliquer que le Rivotril® est devenu depuis quelques années le médicament le plus détourné de son usage à la Réunion :

- les mesures de contrôle qui encadre la prescription d'Artane® (trihexyphenidyle) dans le département ;
- les restrictions de délivrance du flunitrazepam depuis 1997.

C. Les effets du clonazepam en usage détourné sur l'île de la Réunion

Les effets décrits du Rivotril® en usage détourné sont : excitation, délire, hallucination, propos confus. Parfois il entraîne une désinhibition qui peut être à l'origine d'agressivité surtout en cas d'association avec de l'alcool. Dans une étude sur la consommation de clonazepam chez les adolescents certains disent se sentir mieux avec ce produit et affirment qu'il a un effet de stimulation intellectuelle qui les aide à mieux étudier, en particulier sans ajout d'alcool (43). Ils disent se sentir dépendants psychologiquement du Rivotril® qui les aiderait à surmonter les problèmes et leur donnerait l'impression de jouir d'une grande liberté d'action. Pour grand nombre d'entre eux il s'agirait d'un désinhibant qui permet un passage à l'acte, alors que l'effet attendu serait le plus souvent, le calme, l'oubli des difficultés, la détente « planante ». Certains usagers trouvent qu'il y a une similitude d'effet stimulant entre le Rivotril® et le Rohypnol®, même quand ils sont associés à l'alcool, alors que l'Artane® fait « s'écrouler » surtout avec de l'alcool.

Des effets délétères sont décrits, quelques-uns assez anodins comme des troubles du sommeil, d'autres plus graves comme des bouffées délirantes ou un tableau hypomaniaque nécessitant une hospitalisation en psychiatrie pour plusieurs jours. Ce type d'hospitalisations serait en hausse depuis 2002 (43).

D. Profil des consommateurs

Selon les réponses à l'enquête de l'Observatoire Régional de la Santé 2010 (44), l'âge moyen de début de consommation est de 14 ans. Le Rivotril® serait devenu le produit « phare » en particulier chez les jeunes usagers des deux sexes de 14 à 25 ans. La plupart de ces usagers serait en situation de précarité économique et de chômage, et quelques uns issus d'un milieu favorisé. Le produit est réputé parmi les jeunes, en particulier les lycéens, pour être plus « fort » que le cannabis et il a une image de produit « branché » qui « rend plus intelligent ». Dès le collège on observe une extension des connaissances à propos des médicaments détournés de leur usage parmi les jeunes, usagers ou non, dont la consommation semble se développer.

Parmi les consommateurs on trouve également des adultes plus âgés qui ont développé une dépendance à ce produit prescrit encore parfois comme somnifère ou, il y a quelques années, en post cure de sevrage alcoolique.

E. Modalités d'usage

C'est un des rares produits consommés de manière relativement visible mais discrète dans les parcs publics. En bande, il est souvent distribué en file lorsqu'il s'agit de gouttes. Le mode de consommation courant de ce produit est de 20 à 30 gouttes par prise, ce qui est jugé par certains usagers comme la « bonne dose ». Au-dessus de cette dose, l'effet ne serait plus agréable selon certains usagers (44).

Le Rivotril® est appelé « rivo » ou « rond », « roche » ou « gout pêche » pour la forme buvable et le comprimé serait parfois désigné « bonbon » par des jeunes usagers.

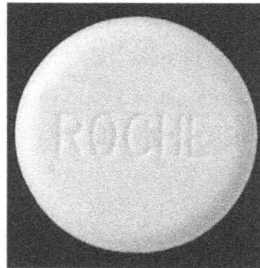

F. Accessibilité du produit

L'accessibilité du Rivotril®, soumis en principe à une prescription médicale, serait facile d'après les jeunes usagers de manière licite ou illicite. Le comprimé de Rivotril® serait revendu 5 euros aux inconnus et un peu moins aux habitués. Une plaquette de 7 comprimés de 2 mg coûterait 20€ et le flacon de gouttes entre 20 et 30€ (43). Le petit trafic serait en augmentation selon le témoignage de plusieurs usagers. Pour se procurer l'argent nécessaire à l'achat du produit, certains adolescents vendent des objets personnels achetés par leurs parents : vêtements, lunettes de soleil, etc.

Le marché parallèle serait régulièrement approvisionné (aucune précision n'est accessible sur le trafic mais des arrivées par bateau sont probables puisque les reventes se feraient assez souvent dans la ville du Port à la Réunion). En outre certains usagers, se faisant passer pour de vrais épileptiques, exerceraient un chantage sur des médecins généralistes qui hésitent à prendre le risque de crises convulsives même si le Rivotril® n'est pas un anti-épileptique classique de suivi, en particulier en monothérapie.

Un autre usage d'indication inappropriée a perduré jusqu'aux conférences de consensus de bonne pratique médicale sur l'île : ce produit était prescrit à doses dégressives, comme d'autres benzodiazépines, pendant au moins 10 jours à la sortie d'une cure de sevrage alcoolique à l'hôpital. Actuellement, la prescription de benzodiazépine pour ces patients est limitée à 7 jours, et privilégie des molécules comme le diazépam, le clorazépate ou l'oxazépam. Une troisième indication semble persister, il s'agit de la prescription de Rivotril® comme somnifère chez des personnes sans pathologie particulière (en général des femmes âgées de plus de 45-50 ans), ou devant des douleurs neuropathiques d'origine discale.

Revue historique des passages à l'acte sous benzodiazépines

Le risque médico-légal n'est pas le plus fréquent mais c'est celui qui a le plus défrayé la chronique et conduit au retrait de certains produits. Nous n'envisagerons pas ici les actes médico-légaux liés à l'exploitation de l'action amnésiante des benzodiazépines sur autrui à des fins criminelles (soumission chimique : vols ou viols après avoir fait consommer des benzodiazépines à la victime).

Dans les années 80, le syndrome amnésie-automatisme a été décrit en France avec les benzodiazépines (45) (le triazolam était mis en cause dans 8 cas sur 10). Ce syndrome se manifeste plus particulièrement chez des sujets réveillés après la prise d'une benzodiazépine hypnotique : le sujet ne garde aucun souvenir des activités qu'il avait pu effectuer dans les heures qui suivaient la prise. Il pensera avoir dormi alors que l'entourage ou certaines traces matérielles témoignent du contraire (prise de nourriture, conduite, prise de transports, etc.) Cette amnésie est souvent associée à une agressivité disproportionnée. Des comportements dangereux, voire délictueux ont pu également être observés dans ce syndrome (mettre le feu, tirer des coups de feu, accidents de voiture). Plusieurs benzodiazépines ont été incriminées : le triazolam, l'oxazépam, le nitrazépam, le flunitrazépam, le chlordiazépoxide ou le lorazépam (21, 46-49).

Le risque potentiel d'amnésie antérograde lacunaire, avec passages à l'acte médico-légaux graves a été estimé suffisamment important pour avoir amené les autorités sanitaires à retirer du marché, en 1994, l'Halcion ® 250 mg, qui avait été incriminé dans une affaire de meurtre (événement qui semblerait complètement oblitéré de la mémoire du meurtrier) (50).

Parallèlement, aux Etats-Unis, certains accusés (notamment d'assassinat) ont déclaré lors des procès avoir agi sous l'emprise d'une benzodiazépine et particulièrement du triazolam. Déjà dans les années 70-80 le problème du triazolam s'était posé aux Pays-Bas avec la publication, 2 ans après sa commercialisation, d'une série de cas très médiatisés de bouffées délirantes avec délires paranoïdes attribués au triazolam. Finalement en 1991, le triazolam a été retiré du marché au Royaume Uni, en raison de ses effets psychiatriques.

En ce qui concerne l'alprazolam, une mise en garde a été émise en Australie (51) où cette benzodiazépine est très utilisée, sur le risque d'accidents de la route, comportement agressif et violent avec difficultés à se contrôler. Plusieurs programmes d'échange de seringues ont également décrit chez les patients des accès de colère et d'agressivité après consommation de fortes doses d'alprazolam, avec comportements violents et menaçants et amnésie de l'épisode le lendemain. Les comprimés d'alprazolam seraient d'ailleurs appelés « angry pills » (pilules de la colère).

Dans les années 1990, en France, c'est une autre molécule qui prend la vedette, le flunitrazépam, qui fait l'objet d'une utilisation détournée et abusive parmi les toxicomanes. L'utilisation détournée du flunitrazépam semble entraîner une agressivité avec des conséquences médico-légales fréquentes (52). La prise abusive de flunitrazépam entraîne un état d'obnubilation euphorique et une levée de l'inhibition avec sensation d'invincibilité (Syndrome « Rocheman »). Un comportement agressif incontrôlable est parfois observé pouvant, là encore, entraîner des comportements violents avec actes délictueux.

Dans les années 2000, le clonazépam pose à son tour problème : on observe un report de consommation après la mise en place des restrictions de prescription du flunitrazépam.

Contexte réglementaire en France

Face à ces événements, le Rivotril® fait l'objet depuis 2006 d'une surveillance renforcée par l'AFSSAPS et notamment par son réseau d'addictovigilance (Centre d'évaluation et d'information sur la pharmacodépendance-CEIP).

Cette surveillance a mis en évidence, pour les formes orales, une prescription très élevée et persistante en dehors des indications de l'AMM et en particulier dans les douleurs neuropathiques, un usage détourné croissant chez les toxicomanes ainsi que l'émergence d'un trafic reposant notamment sur la falsification d'ordonnances.

Afin de favoriser le bon usage du Rivotril® et de limiter le détournement de son utilisation, l'AFSSAPS avait décidé en 2008 (53) de sécuriser et d'encadrer ses conditions de prescription et de délivrance par la mise en place d'un plan de gestion des risques (PGR) au niveau national, comprenant : la réduction de la taille du conditionnement (de 40 à 28 comprimés par boites, mis sur le marché en juin 2008), la mise à disposition d'un modèle unitaire hospitalier (août 2008), la diffusion d'une lettre aux prescripteurs sur le bon usage et le risque de pharmacodépendance (juin 2008) , la modification galénique de la solution buvable afin de limiter les risques de soumission chimique (en cours).

Malgré ces mesures, les résultats 2010 du suivi d'addictovigilance ont montré la persistance de l'utilisation très importante du Rivotril® en dehors de ses indications, mais également de la poursuite des falsifications d'ordonnances sur l'ensemble du territoire français (y compris les collectivités et départements d'Outre-Mer). La durée de prescription du clonazépam fut alors limitée à 12 semaines par Arrêté du 12 octobre 2010 (J.O.R.F du 19 octobre 2010 après avis du CNSP du 18 février 2010 (02/06/2010) afin de permettre une harmonisation des conditions de prescription de ce médicament avec les autres benzodiazépines ayant un profil pharmacologique similaire et présentant un potentiel d'abus et de dépendance similaire. En effet, en raison de sa seule indication dans le traitement de l'épilepsie, la durée maximale de prescription du Rivotril® était jusqu'alors plus longue que celle des autres benzodiazépines.

En 2011, l'AFSSAPS (54, 55) a pris deux mesures supplémentaires afin de mieux encadrer et sécuriser les conditions de prescription et de délivrance des formes orales de Rivotril® :

- la première concerne la sécurisation des prescriptions par application d'une partie de la réglementation des stupéfiants : la prescription des formes orales du Rivotril® doit être faite sur des ordonnances dites « sécurisées » depuis le 7 septembre 2011.

- la seconde mesure concerne la restriction de la prescription initiale des formes orales de clonazepam aux spécialistes en neurologie ou aux pédiatres qui devront la renouveler chaque année. Les renouvellements intermédiaires pourront être effectués par tout médecin. Cette mesure est mise en œuvre depuis le 2 janvier 2012 (44).

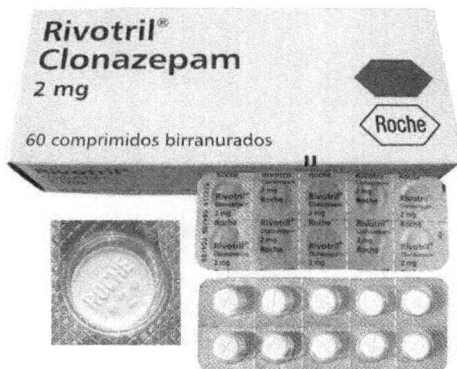

Toutes les décisions prises par l'AFSSAPS ces dernières années ont déjà permis de réduire la disponibilité du clonazepam mais pour certains elles seraient susceptibles de s'accompagner d'une modification des usages vers des pratiques potentiellement plus dangereuses sur le plan de la toxicité et du pouvoir addictif. Dans certaines zones où ce choix a été fait, les usagers se sont rabattus sur des molécules telles que le méprobamate, l'hydrate de chloral et la buspirone (15).

Dans ce contexte de durcissement de la réglementation à l'égard du clonazepam, il semble nécessaire d'évaluer les dangers que représentent sa consommation hors prescription ou sur prescription détournée. En particulier, il existe finalement encore peu d'études concernant le lien entre la consommation de ce produit et le risque de passage à l'acte médico-légal. Nous nous proposons donc dans la suite de ce document d'exposer une étude concernant l'impact de la consommation de clonazepam avant incarcération sur les conséquences médico-légales du passage à l'acte chez des sujets incarcérés au centre de détention du Port, sur l'ile de la Réunion.

Mésusage du clonazepam et conséquences médico-légales

Article original avec tableaux en Annexe 4

Preuve de soumission en Annexe 5

A. Introduction

Le clonazepam est une molécule appartenant à la famille des benzodiazépines, ayant des propriétés anxiolytiques, anti-convulsivantes, myorelaxantes et hypnotiques. Il a été mis sur le marché en France en 1973, et classé parmi les benzodiazépines à haut potentiel d'action. (56). Le clonazepam est un traitement de deuxième ligne dans l'épilepsie, utilisé également dans le traitement des troubles anxieux, en particulier le trouble panique (57). Malheureusement ce médicament a été de plus en plus détourné de son usage depuis le retrait du marché du flunitrazepam en 1997 (41, 58), et ce malgré les restrictions encadrant la prescription de clonazepam et sa délivrance depuis 2008 (54, 59). Le mésusage des benzodiazépines est un problème fréquent dans de nombreux pays, avec des conséquences préoccupantes pour les consommateurs, dont les phénomènes de dépendance, d'overdose et de réactions adverses (45, 49, 60, 61). Certaines de ces réactions sont appelées effets paradoxaux (EP), car elles semblent totalement opposées aux effets habituels des benzodiazépines (par exemple agitation psychomotrice, comportement agressif et labilité émotionnelle). De nombreux EP ont été décrits dans la littérature depuis les années 60 avec le chlordiazepoxide (20, 62-64).

D'après ces publications il n'y aurait pas un effet paradoxal unique mais plusieurs, à type de logorrhée, excitation et agitation psychomotrice, susceptibles de se produire avec toutes les benzodiazépines, chez moins de 1% des patients sous traitement (20, 46). Ces EP peuvent survenir lors de la première prise ou indépendamment. (46). Les troubles liés à l'abus de substance, en particulier l'abus de benzodiazépines, sont fréquents dans la population carcérale (65). Certains auteurs pensent que la consommation de benzodiazépines pourrait faciliter les passages à l'acte violents chez des hommes vulnérables (avec des traits de personnalité impulsifs, ou recherchant une sensation de puissance et de valorisation de soi), en particulier en association avec l'alcool (66). Il existe de nombreux cas de procédures pénales impliquant ces molécules (47, 48, 50).

Sur l'ile de la Réunion le clonazepam est connu pour son effet désinhibiteur, provoquant des réactions violentes chez les jeunes consommateurs (67), alors que la consommation du produit reste inférieure aux chiffres métropolitains selon l'enquête ESCAPAD 2005 (qui souffre probablement d'une sous estimation de la consommation déclarée par les sujets) (68).A l'heure actuelle les mécanismes par lesquels le clonazepam influe les comportements médico-légaux n'ont jamais été étudiés. Dans cette étude transversale, nous nous sommes intéressés à une population de jeunes adultes de sexe masculin, français, d'origine Créole. Nous avons tout d'abord comparé les conséquences pénales du passage à l'acte entre des consommateurs de clonazepam participant à un programme de soins en prison pour leur usage problématique de clonazepam, et des non consommateurs, n'ayant jamais participé à un tel programme pour aucune substance. Ensuite nous avons étudié plus particulièrement le groupe de consommateurs, pour mettre en évidence le rôle de la consommation au moment du passage à l'acte et du ressenti d'EP sur les caractéristiques des actes et leurs conséquences pénales.

B. Méthodes

Cette étude transversale s'est déroulée entre Juillet et Décembre 2011, dans le centre de détention du Port, à l'île de la Réunion, France. Cette prison accueillait exclusivement des sujets condamnés adultes, de sexe masculin.

1. Sujets étudiés

Nous avons tout d'abord sélectionné les prisonniers incarcérés entre le 1er Janvier 2009 et le 31 août 2011, pour réduire les biais de mémoire relatifs à la consommation de substances avant incarcération. La consommation de clonazepam a été définie par au moins un mésusage (« mésusage » défini par l'utilisation hors prescription ou prescription détournée) dans les 12 mois avant incarcération. Le service médical pénitentiaire de la prison du Port a mis en place pour les détenus des groupes de parole en addictologie, afin d'aider les prisonniers souhaitant comprendre et maîtriser leurs comportements addictifs concernant l'alcool, le tabac, le cannabis et/ou les agents psychotropes.

Les consommateurs de notre étude ont été recrutés parmi les prisonniers ayant participé à ces groupes de parole pour un usage problématique de clonazepam, entre le 1er janvier 2010 et le 1er décembre 2011, et ayant donné leur consentement à l'étude.

Les sujets contrôles (c.à.d. non consommateurs) ont été sélectionnés parmi les prisonniers n'ayant pas pris de clonazepam dans les 12 mois précédant l'incarcération (mais la consommation était possible avant cette période). Nous avons exclus du groupe des non consommateurs les sujets éligibles aux groupes de parole en addictologie pour l'usage d'autres substances (alcool, cannabis ou agents psychotropes). De même nous avons exclus de notre étude les sujets d'origine étrangère ou français non créoles (originaires principalement de Mayotte et de France métropolitaine), les sujets atteints de maladies mentales ou suivis par un membre de l'équipe psychiatrique pénitentiaire, et enfin les prisonniers qui auraient pu bénéficier d'une prescription justifiée de clonazepam d'après leurs antécédents médicaux.

2. Entretiens

Les données ont été récoltées lors d'entretiens face-à-face, au moyen d'un questionnaire administré par un médecin psychiatre exerçant au sein de l'équipe médicale pénitentiaire. Une phase préliminaire de l'étude a permis de tester la pertinence du questionnaire en l'administrant à des sujets non consommateurs de clonazepam participant aux groupes de parole en addictologie. Dans plusieurs publications de différents auteurs, les prisonniers étaient méfiants lorsqu'ils étaient interrogés sur la consommation de substances psychoactives (69).

C'est pourquoi nous leur avons expliqué en début d'entretien qu'il s'agissait d'une simple étude épidémiologique destinée à mieux connaître les effets du clonazepam sur la santé. Nous avons insisté sur le fait que les déclarations de chacun resteraient confidentielles (exploitables à des fins de recherche uniquement). Tous les sujets ont été interrogés par le même médecin, capable de s'exprimer en français et créole. Chaque entretien se poursuivait par une discussion informelle afin de conseiller le sujet sur son état de santé.

3. Informations récoltées

Le questionnaire (Annexe 6) était divisé en 3 parties : données sociodémographiques, informations sur la consommation de substances (alcool, cannabis, clonazepam et autres agents psychotropes), historique judiciaire (incluant le motif de l'incarcération actuelle, la consommation de substances avant le passage à l'acte, et les caractéristiques de ce dernier). Toutes les données enregistrées concernaient une période de 12 mois avant incarcération. La consommation d'alcool était considérée comme excessive si elle était supérieure à 3 verres par jour quotidiennement ou plus de 4 verres par occasion au moins de façon hebdomadaire, conformément aux recommandations de l'Organisation Mondiale de la Santé (OMS) (70). Les déclarations des consommateurs concernant les effets recherchés et ressentis du produit étaient notées tels quelles en créole, puis recodées lorsque c'était possible selon les propriétés connues des benzodiazépines (anxiolyse, sédation, euphorie, amnésie). D'autres sensations fréquemment citées ont été prises en compte (ivresse, soulagement, affirmation de soi, perte de contrôle de ses actes). Le premier mot cité par le détenu interrogé était enregistré en tant que « principale » sensation recherchée/ressentie. La variable « effets paradoxaux » a été définie par un effet ressenti principal d'excitation ou de perte de contrôle de ses actes sous clonazepam.

4. Analyses statistiques

Après avoir vérifié la distribution normale des variables étudiées (le test de Kolmogorov-Smirnov), les caractéristiques sociodémographiques et pénales des prisonniers ont été comparées selon la consommation de clonazepam au moyen du test-t de Student pour les variables quantitatives, et par les tests de Fischer ou du Chi-deux pour les variables qualitatives, au degré de significativité statistique de 5% (bilatéral).

Parmi les consommateurs, les caractéristiques de l'abus de substance et les conséquences pénales du passage à l'acte ont été comparées entre ceux qui ressentaient des EP et ceux qui n'en ressentaient pas ; puis entre ceux qui avaient consommé au moment du passage à l'acte, et ceux qui n'avaient pas pris de clonazepam avant d'agir. Les calculs statistiques ont été effectués par le logiciel SPSS Version 17.0.

C. Résultats

1. Caractéristiques sociodémographiques des détenus inclus

Au total, 64 détenus d'origine créole ont été inclus, dont 35 consommateurs de clonazepam dans les 12 mois avant incarcération et 29 sujets contrôles. Les participants vivaient en majorité dans les régions Ouest et Sud de l'île, qui sont les plus peuplées de la Réunion (Tableau I). Les consommateurs de clonazepam étaient significativement plus jeunes que les non consommateurs (p=0,045), avec une moyenne d'âge de 25 ans pour l'ensemble des sujets inclus. Tous les prisonniers avaient un niveau d'études assez faible (niveau scolaire secondaire, formation professionnelle ou adaptée). L'illettrisme touchait 21,9% des sujets, de façon comparable à la population générale de la Réunion où l'illettrisme est assez fréquent (environ 20% des adultes) (71). Environ 38% des détenus obtenaient leurs principaux revenus d'activités illégales telles que recels, vols, ou trafic de drogue. Plus de la moitié d'entre eux étaient célibataires, et 53% vivaient encore dans la maison parentale, comme la plupart des jeunes gens sur l'île (Tableau I).

Tableau I : Caractéristiques socio démographiques, consommation de substances et caractéristiques pénales de l'ensemble des détenus inclus, Centre de détention du Port, Ile de la Réunion, 2011. (n=64)

	Consommateurs de clonazepam (n=35)		Non consommateurs (n=29)		Total (n=64)		p
Caractéristiques socio démographiques							
Age (années)	24	(7-41)	26	(8-45)	25	(12-38)	0,045
Vit dans les régions Ouest et Sud de l'île	28	(80,0%)	18	(62,1%)	46	(71,9%)	0,112
A atteint le niveau scolaire secondaire	23	(65,7%)	18	(62,1%)	41	(64,1%)	0,762
Illettrisme	9	(25,7%)	5	(17,2%)	14	(21,9%)	0,414
Principaux revenus par vol de biens	11	(34,3%)	5	(17,2%)	16	(25,0%)	0,192
Célibataire	24	(57,1%)	18	(42,9%)	42	(65,6%)	0,586
Vit avec ses parents	19	(54,3%)	15	(51,7%)	34	(53,1%)	0,838
Caractéristiques pénales							
Année d'emprisonnement :							
2009	13	(37,1%)	6	(20,7%)	19	(29,7%)	0,021
2010	18	(51,4%)	11	(37,9%)	29	(45,3%)	
2011	4	(11,4%)	12	(41,4%)	16	(25,0%)	
Incarcération pour vol	28	(80,0%)	20	(69,0%)	48	(75,0%)	0,310
Incarcération pour violence	22	(62,9%)	13	(44,8%)	35	(54,7%)	0,149

Circonstances aggravantes	31	(88,6%)	24	(82,8%)	55	(85,9%)	0,720
Antécédent d'incarcération	27	(77,1%)	23	(79,3%)	50	(78,1%)	0,835
Antécédent de passage à l'acte identique	27	(77,1%)	25	(86,2%)	52	(81,3%)	0,355
Délai moyen passé en liberté depuis la dernière incarcération (mois) (n=50/64)	11	(0-29)	18	(0-68)	14	(0-37)	0,069
Obligation de soins*	17	(48,6%)	*7	(26,9%)	24	(39,3%)	0,087
Nombre moyen d'incarcérations	3	(2-4)	3	(2-4)	3	(2-4)	0,887
Peine d'emprisonnement actuelle (mois)**	**38	(0-168)	31	(0-113)	35	(0-114)	0,137
Consommation de substances							
A déjà pris du clonazepam dans le passé	35	(100,0%)	21	(72,4%)	56	(87,5%)	0,001
Age de première consommation (années) (n=56/64)	16	(9-24)	16	(4-29)	16	(8-20)	0,859
Consommation d'alcool	12	(34,3%)	11	(37,9%)	23	(35,9%)	0,762
Consommation de cannabis	22	(62,9%)	19	(65,5%)	41	(64,1%)	0,825
Consommation de trihexylphenidyle	15	(42,9%)	3	(10,3%)	18	(28,1%)	0,004
Lors du dernier passage à l'acte, était sous effet de substance :	28	(80,0%)	16	(55,2%)	44	(68,8%)	0,033
- Dont clonazepam	24	(68,6%)	3[1]	(10,3%)	27	(42,2%)	<10^{-4}
- Dont alcool	13	(37,1%)	12	(41,4%)	25	(39,1%)	0,729
- Dont trihexyphenidyle	5	(14,3%)	0	(0,0%)	5	(7,8%)	0,058
- Dont cannabis	7	(20,0%)	3	(10,3%)	10	(15,6%)	0,327
Pense que la prise de clonazepam peut faciliter le passage à l'acte §	25	(73,5%)	9	(69,2%)	34	(72,3%)	1,000

* 3 données manquantes
** 1 donnée manquante
§ 1 donnée manquante chez les utilisateurs de clonazepam et 16 données manquantes parmi les non consommateurs

Plus de 35% des sujets consommaient de l'alcool de façon habituelle et 61,4% fumaient du cannabis, sans différence entre consommateurs et non consommateurs de clonazepam (Tableau I). La plupart des non consommateurs (21/29) avaient déjà testé au moins une fois le clonazepam dans leur vie, ce qui montre la popularité de ce médicament parmi les jeunes. Les utilisateurs de clonazepam étaient plus enclins à abuser d'autres médicaments, particulièrement le trihexyphenidyle, facilement disponible (habituellement prescrit pour traiter les effets indésirables des neuroleptiques) pour 31,3% des détenus.

---

[1] Un long délai (> 12 mois) entre passage à l'acte et incarcération explique que 3 sujets ayant pris du clonazepam avant le passage à l'acte soient considérés comme non consommateurs.

Seuls 3 consommateurs et 1 sujet contrôle ont rapporté l'usage d'autres substances (flunitrazepam, clorazepate, ecstasy).

2. Caractéristiques pénales des détenus inclus

Dix-neuf prisonniers interrogés ont été incarcérés en 2009, 29 en 2010 et 16 en 2011. Les sujets contrôles étaient incarcérés plus tôt que les consommateurs (p=0,021). Pour 75,0% des détenus, le motif d'incarcération était un vol avec ou sans violence (Tableau I). Nous avons relevé 22 incarcérations pour comportement violent, 1 homicide, 2 agressions sexuelles et 6 incarcérations liées aux stupéfiants (3 pour alcool au volant et 3 pour détention illicite de drogue, du cannabis dans les 3 cas). Environ 73,5% des consommateurs de clonazepam pensaient que la prise de ce médicament pouvait faciliter le passage à l'acte. Parmi les non consommateurs, 16 détenus n'ont pas répondu à la question et seulement 9 pensaient également que le passage à l'acte pouvait être facilité par le clonazepam (Tableau I). Le motif d'incarcération était assorti de circonstances aggravantes dans 85,9% des cas, quelque soit le statut du détenu vis-à-vis de la consommation de clonazepam. De même, la peine d'emprisonnement n'était pas plus lourde dans le groupe des consommateurs (p=0,137), donc les conséquences médico-légales n'étaient pas plus sévères parmi les usagers de clonazepam. Cinquante détenus avaient au moins un antécédent d'incarcération, et 52 avaient déjà été condamnés au tribunal dans le passé pour le même motif. L'obligation de soins[2] n'était pas plus souvent imposée chez les usagers de clonazepam que chez les non usagers (p=0,087), probablement du fait d'un manque de puissance de notre étude. Seulement 48,6% des consommateurs avaient une obligation de soins, ce qui met en évidence les difficultés rencontrées par la justice pour reconnaitre les toxicomanes ayant besoin d'une prise en charge spécialisée après la sentence pénale, dans la mesure où leur consommation n'était pas mentionnée lors du procès.

---

[2] L'obligation de soins est définie dans l'article 132-45.3 du code pénal français comme l'obligation de se soumettre à des mesures de contrôle, de traitement et de soins après l'accomplissement de la sentence pénale.

3. Consommation de clonazepam chez les usagers

Parmi les usagers, 42,9% prenaient exclusivement du clonazepam, et environ la même proportion le consommait en association avec de l'alcool ou du cannabis (Tableau IIa). Les consommateurs prenaient en majorité (98,6%) d'autres produits s'ils n'avaient pas accès au clonazepam (pour 62,9% du cannabis, 34,3% de l'alcool).

Pour 48,6% il s'agissait de substances détournées ou illicites (en particulier du trihexyphenidyle pour 48,6%). Les prisonniers interrogés préféraient consommer du clonazepam avec des amis plutôt que seuls (62,9%) et 88,6% avaient découvert le produit en groupe à l'adolescence (en moyenne 16 ans, données non présentées). Quarante cinq pourcent des consommateurs préféraient le clonazepam en solution buvable plutôt qu'en comprimés. Plus de la moitié prenaient du clonazepam plus d'une fois par semaine et 20,6% plusieurs fois par jour (Tableau IIa). Environ 82% des usagers avaient déjà souhaité arrêter leur consommation, pour 26,5% d'entre eux dans le but de contrôler leur réactions agressives sous effet (Tableau IIa). Malgré ces déclarations plus de la moitié des sujets inclus n'avaient jamais réellement tenté de se sevrer (données non présentées).

Tableau IIa : Habitudes de consommation du clonazepam, effets recherchés et ressentis, critères de dépendance du DSM-IV parmi les utilisateurs, Centre de détention du Port, Île de la Réunion, 2011 (n=35)

	n	
Habitudes de consommation		
Première prise entre amis	31	88,6%
Préfère consommer le clonazepam avec d'autres personnes	22	62,9%
Préfère la forme buvable aux comprimés	16	45,7%
Prise habituelle exclusive de clonazepam	15	42,9%
Prise habituelle de clonazepam avec alcool	15	42,9%
Prise habituelle d'alcool en absence de clonazepam	12	34,3%
Prise habituelle de clonazepam avec du cannabis	14	40,0%
Prise habituelle de cannabis en absence de clonazepam	22	62,9%
Prise habituelle de clonazepam avec du trihexyphenidyle	1	2,9%
Prise habituelle de trihexyphenidyle en absence de clonazepam	17	48,6%
Fréquence de consommation *		
- < 1 prise/mois	3	8,6%
- 1 prise/mois – 1 prise/semaine	11	32,3%
- Plusieurs prises /semaine	8	23,5%
- Prise quotidienne	5	14,7%
- Prise pluriquotidienne	7	20,6%
Quantités moyennes consommées/prise (mg)*	16	(0-55)
Quantités maximales consommées/prise (mg)*	46	(0-388)

Effets du clonazepam

Principaux effets attendus lors de la prise de clonazepam

- Affirmation de soi	9	25,7%
- Ivresse	12	34,3%
- Soulagement de tensions morales	13	37,1%
- Autres	1	2,9%

Principaux effets ressentis sous clonazepam

- Relaxation	10	28,6%
- Excitation	19	54,3%
- Perte de contrôle de ses actes	5	14,3%
- Autres	1	2,9%
Effets paradoxaux**	24	68,6%
- Dont affirmation de soi	13	37,1%
- Dont perte de contrôle de ses actes	5	14,3%
- Dont excitation	20	57,1%
Effets indésirables	26	74,3%
- Troubles de la mémoire	13	37,1%
- Rebond d'anxiété	6	17,1%
- Autres	7	20,0%
Dépendance au clonazepam (critères DSM-IV)	**33**	**97,0%**
- Tolérance*	34	100,0%
- Symptômes de sevrage	6	17,6%
- Difficultés à contrôler sa consommation (c.à.d. difficultés à refuser lorsque le produit est proposé)	6	17,6%
- Conséquences négatives (rapportées par les utilisateurs)	30	85,7%
- Dont conséquences sociales (conflits conjugaux ou familiaux)	15	42,9%
- Dont conséquences psychiatriques (devenir malade mental ou handicapé)	17	48,6%
- Dont conséquences somatiques (asthénie, anorexie, nausées, vertiges)	8	22,9%
- Désire arrêter sa consommation de clonazepam*	28	82,3%
- Pour éviter les conflits familiaux	4	11,8%
- Pour éviter d'être incarcéré	8	23,5%
- Pour être capable de contrôler son comportement violent	9	26,5%
- A cause des effets indésirables des benzodiazépines	6	17,6%

* 1 donnée manquante
** Les effets paradoxaux sont définis par la déclaration comme principal effet ressenti d'une excitation et/ou d'une perte de contrôle de ses actes après la prise de clonazepam.

Les utilisateurs inclus cherchaient en premier lieu une anxiolyse et une sensation d'ivresse lors de la prise de clonazepam, pour respectivement 37,1% et 34,3% des détenus (Tableau IIa). Neuf détenus (soit 25,7%) recherchaient principalement une sensation d'affirmation de soi. En considérant les propriétés connues des benzodiazépines, les effets les plus fréquemment rapportés étaient l'anxiolyse, l'euphorie et l'ivresse, expliquant que le clonazepam soit un produit apprécié par les utilisateurs (Tableau IIb).

Mais les consommateurs ne ressentaient pas toujours les effets recherchés (par exemple, l'anxiolyse était recherchée dans 48,6% des cas, mais ressentie seulement dans 22,9% des cas, Tableau IIb). De façon assez surprenante de nombreux usagers de clonazepam (68,6%) ont déclaré ressentir une affirmation de soi ou de perte de contrôle de leurs actes sous clonazepam, ce qui représente l'un des taux les plus élevés d'effets paradoxaux des benzodiazépines dans la littérature (46, 72, 73).

Tableau IIb : Effets rapportés par les consommateurs correspondant aux propriétés connues des benzodiazépines, Centre de détention du Port, île de la Réunion, 2011 (n=35)

Propriétés connues des benzodiazepines	Effets recherchés		Effets ressentis	
sedation	5	14,3%	6	17,1%
anxiolyse /soulagement	17	48,6%	8	22,9%
euphorie	11	31,4%	9	25,7%
ivresse	16	45,7%	9	25,7%
amnesia	11	31,4%	6	17,1%

Environ 74% des utilisateurs se plaignaient d'effets adverses, en particulier des troubles de la mémoire. Trente usagers parmi les 35 inclus (soit 85,7%) avaient conscience de l'impact potentiel du clonazepam à long terme sur leur vie : 48,6% craignaient des conséquences psychiatriques (peur de perdre l'esprit, de devenir fou ou handicapé mental), et 22,9% avaient peur des conséquences sur le plan social, telles que conflits familiaux ou conjugaux, incapacité à garder un emploi et isolement social (Tableau IIa).

La quantité moyenne de clonazepam consommée par les détenus avant incarcération était d'environ 16 mg par prise (Tableau IIa), avec d'importantes différences entre les sujets.

Les quantités déclarées étaient très élevées vis-à-vis des posologies recommandées en usage thérapeutique (0,05 à 1 mg/kg/j dans la version 2004 de la notice d'utilisation du produit). Malgré cela les syndromes de sevrage étaient relativement rares (seulement 6 cas sur 35). Environ 50% des consommateurs prenaient plus de 9 mg par prise, et environ la même proportion a déclaré avoir pris au moins une fois plus de 50 mg en une prise. Les quantités maximales prises par les détenus variaient entre 5 et 196 mg/prise, soit 4 flacons de clonazepam sous forme buvable. La moitié des sujets consommait au moins une fois par semaine avant l'entrée en prison, et 7 détenus ont avoué prendre du clonazepam plusieurs fois par jour (Tableau IIa).

Les symptômes de sevrage concernaient 5 détenus consommant plus d'une fois par semaine (et un seul moins d'une fois par semaine, données non présentées) et deux détenus ont fait état d'un phénomène de rebond d'anxiété (c.à.d. période transitoire d'anxiété et d'insomnie) suivant l'arrêt brutal des prises (Tableau IIa). Tous les détenus étaient devenus tolérants au clonazepam (c.à.d. doses consommées supérieures aux doses habituellement prescrites) et 6 avaient des difficultés à contrôler leur utilisation.

Quatre vingt-deux pourcent des utilisateurs ont déclaré désirer arrêter la consommation de clonazepam (Tableau IIa). Parmi les critères de dépendance définis par le DSM-IV évalués dans notre étude (Annexe 7), 7 sujets avaient un critère positif, 19 en avaient 2, 4 avaient 3 critères positifs et enfin 3 détenus avaient 4 critères de dépendance au clonazepam (données non présentées). Au total la dépendance au clonazepam concernait 97% des consommateurs.

4. Consommation avant l'acte et conséquences pénales

Onze consommateurs n'avaient pas pris de clonazepam avant le passage à l'acte, en revanche 24 détenus en avaient consommé. Les sujets sous effet avant le passage à l'acte étaient caractérisés par une consommation habituelle d'alcool à la fois lorsqu'ils n'avaient pas accès au clonazepam (p=0,005) et avec le clonazepam (p=0,020). Ces consommateurs avaient une préférence pour la forme buvable du clonazepam, probablement car cette galénique se dilue facilement dans l'alcool et a un goût sucré agréable (Tableau III). De plus, dans ce groupe, 82,6% des sujets étaient convaincus que le passage à l'acte était facilité par la prise de clonazepam.

Tableau III: Caractéristiques de la consommation de substances et caractéristiques de la peine chez les consommateurs selon la prise de clonazepam au moment du passage à l'acte , Centre de détention du Port, île de la Réunion, 2011 (n=35)

	Consommation de clonazepam au moment du passage à l'acte (n=24)		Pas de consommation avant le passage à l'acte (n=11)		Total (n=35)		p
Caractéristiques de consommation							
Forme galénique privilégiée (/les deux)							0,020
- Solution buvable	5	(20,8%)	0	(0,0%)	5	(14,3%)	
- Comprimés	13	(54,2%)	3	(27,3%)	16	(45,7%)	
Préfère consommer du clonazepam avec d'autres personnes (/seul)	19	(79,2%)	10	(90,9%)	29	(82,9%)	0,640
Fréquence de consommation ≥ 1 prise /semaine (/< 1 prise/semaine)*	*15	(65,2%)	5	(45,5%)	20	(58,8%)	0,458
Prise habituelle exclusive de clonazepam (/avec d'autres substances)	9	(37,5%)	6	(54,5%)	15	(42,9%)	0,467
Prise habituelle d'alcool avec le clonazepam	14	(93,3%)	1	(20,0%)	15	(75,0%)	0,005
Prise habituelle d'alcool en absence de clonazepam	12	(50,0%)	0	(0,0%)	12	(34,3%)	0,005
Etait sous effet de substance(s) associées au clonazepam au moment du denier passage à l'acte :	12	(50,0%)	1	(9,1%)	13	(37,1%)	0,027
- Dont alcool	3	(12,5%)	2	(18,2%)	5	(14,3%)	0,640
- Dont trihexyphenidyle	6	(25,0%)	1	(9,1%)	7	(20,0%)	0,392
- Dont cannabis							
Pense que le clonazepam peut faciliter le passage à l'acte*	*19	(82,6%)	6	(54,5%)	25	(73,5%)	0,111
Principaux effets recherchés :							
- Affirmation de soi	9	(37,5%)	2	(18,2%)	11	(31,4%)	0,435
- Ivresse	9	(37,5%)	7	(63,6%)	16	(45,7%)	0,150
- Soulagement	12	(50,0%)	5	(45,5%)	17	(48,6%)	0,803
Principaux effets ressentis :							
- Relaxation	8	(33,3%)	2	(18,2%)	10	(28,5%)	0,447
- Excitation	15	(62,5%)	5	(45,5%)	20	(57,1%)	0,467
- Effets paradoxaux	16	(66,7%)	8	(72,7%)	24	(68,6%)	1,000
Effets indésirables	19	(79,2%)	7	(63,6%)	26	(74,3%)	0,416
Dépendance	6	(25,0%)	0	(0,0%)	6	(17,1%)	0,146
A déjà voulu arrêter sa consommation de clonazepam*	*20	(87,0%)	8	(72,7%)	28	(82,4%)	0,363
Quantités moyennes consommées (mg)*	*16	(0-60)	16	(0-100)	16	(0-55)	0,957
Craint les conséquences de sa consommation sur le plan psychiatrique	11	(45,8%)	6	(54,5%)	17	(48,6%)	0,632
Caractéristiques pénales							
Incarcération pour vol	19	(79,2%)	9	(81,8%)	28	(80,0%)	1,000
Incarcération pour violence	16	(66,7%)	6	(54,5%)	22	(62,9%)	0,708
Circonstances aggravantes pénales	20	(83,3%)	11	(100,0%)	31	(88,6%)	0,285

Antécédent d'incarcération	18	(75,0%)	9	(81,8%)	27	(77,1%)	1,000
Délai moyen passé en liberté depuis la dernière incarcération (mois)	11	(0-36)	11	(0-36)	11	(0-29)	0,839
Obligation de soins	13	(54,2%)	4	(36,4%)	17	(48,6%)	0,328
Nombre moyen d'incarcérations	3	(2-4)	3	(1-5)	3	(2-4)	0,984
Peine d'emprisonnement actuelle (mois)	38	(0-186)	39	(0-310)	38	(0-168)	0,879

* 1 donnée manquante

Tous les consommateurs ayant rapporté des symptômes de sevrage avaient consommé du clonazepam avant l'acte médico-légal (Tableau III). Les tentatives d'arrêt du produit ont été retrouvées uniquement dans le groupe des sujets ayant consommé avant l'acte (en moyenne 0,58 tentatives, p=0,065, données non présentées), probablement car ils étaient conscients des conséquences médico-légales de leur consommation (d'après la partie informelle des entretiens).

Par ailleurs les effets attendus et ressentis du produit n'étaient pas différents dans ce groupe de consommateurs. Les consommateurs ayant pris du clonazepam avant le passage à l'acte n'ont pas non plus été plus violents (p=0,708).

Aucune différence n'a été retrouvée entre consommateurs et non consommateurs avant l'acte concernant les caractéristiques de l'acte et ses conséquences pénales. De même, les antécédents pénaux n'étaient pas influencés par la consommation avant l'acte (Tableau III).

5. Réactions paradoxales et conséquences pénales

Vingt quatre détenus ont fait état de réactions paradoxales. Ces sujets étaient plus enclins à prendre exclusivement du clonazepam sans association avec une autre substance (p=0,046). Mais ils étaient aussi plus nombreux à recourir à des psychotropes (en particulier du trihexyphenidyle) lorsqu'ils n'avaient pas accès au clonazepam (17 sujets prenaient des psychotropes en absence de clonazepam, parmi eux 14 ressentaient des EP, p=0,088). Les consommateurs ressentant des EP ne prenaient pas des quantités supérieures aux autres usagers (en moyenne 16 mg, p=0,903) (Tableau IV). De même les EP n'étaient pas liés à la façon de consommer le produit (seul ou avec d'autres personnes). Les sujets ressentant des EP recherchaient plus souvent une sensation d'ivresse (p=0,027) qu'un soulagement (p=0,053) ou une anxiolyse (p=0,053). La recherche d'une affirmation de soi chez ces sujets était non significative (p=0,114), probablement du fait d'un manque de puissance de l'étude.

De façon similaire la sensation d'EP était associée à une prévalence plus faible d'effets sédatifs (p=0,007) et de soulagement (p=0,007) (Tableau IV). Les détenus ressentant des EP craignaient plus souvent des conséquences psychiatriques à long terme (p=0,015), mais n'avaient pas rapporté plus de tentatives de sevrage pour autant (p=1,000). Finalement le ressenti d'EP n'était pas lié aux caractéristiques médico-légales du passage à l'acte, ni au type de peine reçue par le sujet (Tableau IV).

Tableau IV : Caractéristiques de la consommation de substances et caractéristiques de la peine chez les consommateurs selon le ressenti d'effets paradoxaux sous clonazepam, Centre de détention du Port, île de la Réunion, 2011 (n=35)

	Effets paradoxaux (n=24)		Pas de ressenti paradoxal (n=11)		Total (n=35)		p
Caractéristiques de consommation							
Forme galénique privilégiée (/les deux)							0,579
- Solution buvable	10	(41,7%)	6	(54,5%)	16	(45,7%)	
- Comprimés	3	(12,5%)	2	(18,2%)	5	(14,3%)	
Préfère consommer du clonazepam avec d'autres personnes (/seul)	19	(79,2%)	10	(90,9%)	29	(82,9%)	0,640
Fréquence de consommation ≥ 1 prise /semaine (/< 1 prise/semaine)*	*15	(65,2%)	5	(45,5%)	20	(58,8%)	0,458
Prise habituelle exclusive de clonazepam (/avec d'autres substances)	13	(54,2%)	2	(18,2%)	15	(42,9%)	0,046
Prise habituelle d'alcool avec le clonazepam	9	(81,8%)	6	(66,7%)	15	(75,0%)	0,617
Prise habituelle d'alcool en absence de clonazepam	7	(29,2%)	5	(45,5%)	12	(34,3%)	0,451
Etait sous effet de substance(s) associées au clonazepam au moment du denier passage à l'acte :	16	(66,7%)	8	(72,7%)	24	(68,6%)	1,000
- Dont alcool	9	(37,5%)	4	(36,4%)	13	(37,1%)	1,000
- Dont trihexyphenidyle	4	(16,7%)	1	(9,1%)	5	(14,3%)	1,000
- Dont cannabis	6	(25,0%)	1	(9,1%)	7	(20,0%)	0,392
Pense que le clonazepam peut faciliter le passage à l'acte*	*17	(73,9%)	8	(72,7%)	25	(73,5%)	1,000
Principaux effets recherchés :							
- Affirmation de soi	10	(41,7%)	1	(9,1%)	11	(31,4%)	0,114
- Ivresse	14	(58,3%)	2	(18,2%)	16	(45,7%)	0,027
- Soulagement	9	(37,5%)	8	(72,7%)	17	(48,6%)	0,053
Effets indésirables	17	(70,8%)	9	(81,8%)	26	(74,3%)	0,685
Dépendance	6	(25,0%)	2	(18,2%)	8	(22,9%)	1,000
A déjà voulu arrêter sa consommation de clonazepam*	20	(83,3%)	*8	(80,0%)	28	(82,4%)	1,000
Quantités moyennes consommées (mg)*	15	(0-63)	*16	(0-94)	16	(0-55)	0,903
Craint les conséquences de sa consommation sur le plan psychiatrique	15	(62,5%)	2	(18,2%)	17	(48,6%)	0,015
Caractéristiques pénales							
Incarcération pour vol	19	(79,2%)	9	(81,8%)	28	(80,0%)	1,000
Incarcération pour violence	15	(62,5%)	7	(63,6%)	22	(62,9%)	1,000
Circonstances aggravantes pénales	22	(91,7%)	9	(81,8%)	31	(88,6%)	0,575
Antécédent d'incarcération	17	(70,8%)	10	(90,9%)	27	(77,1%)	0,387
Délai moyen passé en liberté depuis la dernière incarcération (mois)	11	(0-37)	11	(0-34)	11	(0-29)	0,871
Obligation de soins	13	(54,2%)	4	(36,4%)	17	(48,6%)	0,328
Nombre moyen d'incarcérations	3	(2-4)	3	(1-5)	3	(2-4)	0,709
Peine d'emprisonnement actuelle (mois)	37	(0-190)	39	(0-297)	38	(0-168)	0,823

* 1 donnée manquante

D. Discussion

Cette étude est la première à décrire les liens entre l'usage récréatif de clonazepam et les conséquences pénales chez des condamnés français d'origine créole. La proportion de détenus ayant testé le clonazepam au moins une fois dans leur vie était plutôt élevée si l'on compare avec d'autres études menées sur des populations carcérales (65, 74-76).

D'après O'Brien, les benzodiazépines sont habituellement des substances utilisées en seconde intention par les toxicomanes (33), mais à la Réunion un nombre assez restreint de substances est disponible et le clonazepam est souvent consommé seul. Dans notre étude, l'usage du clonazepam n'était associé ni à la récidive (courtes périodes en liberté entre les deux dernières incarcérations et nombre d'incarcérations élevé), ni à la sévérité des peines, ce qui démentit l'image populaire du clonazepam en tant que « drogue du passage à l'acte ».

Nous avons distingué deux profils d'utilisateurs : 1) ceux qui avaient consommé du clonazepam avant d'agir, souvent en association avec de l'alcool; 2) ceux qui ressentaient des EP, recherchant une affirmation de soi, une désinhibition et une sensation d'ivresse, consommant plutôt exclusivement du clonazepam.

Certaines interrogations persistent concernant les détenus du premier profil, chez qui la consommation de clonazepam et d'alcool associé pourrait avoir pour but de passer à l'acte sans inhibition, ou au contraire le fait d'associer l'alcool au clonazepam pourrait amplifier « accidentellement » les effets du clonazepam. En effet, plusieurs études ont démontré que l'alcool et d'autres substances (dont le trihexyphenidyle) potentialisent les effets du clonazepam, surtout dans le contexte de comportements violents (46, 77-79).

Habituellement au cours des enquêtes pénales, on distingue les intoxications volontaires et accidentelles. La connaissance « populaire » de l'existence d'actes imprévisibles sous traitement est également prise en compte. Le fait d'être « sous effet » n'est pas prouvée au cours de tous les procès, mais la justice peut en tenir compte dans certains cas (80).

Le second profil correspond probablement aux sujets de profil anti social recherchant les EP du produit et consommant du clonazepam entre amis à visée récréative ou pour se donner confiance en soi.

Nous avons été surpris par la prévalence des EP observée sous clonazepam, d'autant plus que ces réactions sont habituellement rares et dépendent de plusieurs facteurs dont la personnalité du sujet, son environnement, et les propriétés pharmacologiques de la molécule utilisée (52, 81-83).

Ces résultats confirment d'autres études ayant démontré qu'une augmentation de l'agressivité est observée plus souvent qu'une sédation sous benzodiazépines (84). Le nombre élevé d'EP observés chez les détenus peut également s'expliquer par des profils prédisposés caractérisés par un faible contrôle pulsionnel, des antécédents de violence, des troubles de la personnalité, et une recherche de désinhibition (82). Ces réactions agressives pourraient aussi être dues à des phénomènes comportementaux « de groupe » quand le clonazepam est consommé à plusieurs (62), comme c'est le cas dans notre étude. De plus, dans les essais cliniques, les phénomènes d'effet placebo sont maintenant bien connus, et il a été démontré que les effets d'une substance peuvent être ressentis alors même qu'aucune substance n'a été administrée (85), car les sujets sont persuadés d'avoir reçu quelque chose (effet placebo). Cette notion pourrait expliquer pourquoi autant de sujets déclarent ressentir des EP alors que ces effets sont en général rares avec le clonazepam.

Finalement aucun de ces deux profils de sujets n'était associé à des caractéristiques pénales particulières, ce qui semble plutôt en contradiction avec les croyances des détenus sur le clonazepam ; ce ne sont pas les EP qui conduisent à la peine de prison, ni le fait de consommer avant l'acte.

Les troubles liés à l'usage de substances sont souvent associés à un contexte socio économique défavorable, avec de faibles revenus et un niveau d'études peu élevé, comme c'est le cas dans nos résultats (10, 86-89). Les usagers de benzodiazépines étaient de plus grands consommateurs d'autres substances psychotropes, ce que d'autres études constatent également (90). En 2009, Bulten et al. ont décrit une proportion de détenus dépendante à la drogue de 30% et à l'alcool de 28% environ. Dans cette étude comme dans la notre, les principaux motifs d'incarcération étaient les atteintes aux biens des personnes (37%), suivies des actes de violence (28%) (91). Les troubles liés à l'usage de substances sont souvent associés aux passages à l'acte criminels (92) et aux troubles de personnalité antisociale (93, 94).

Pour Fountoulakis, la violence est principalement à mettre sur le compte d'un trouble de personnalité antisociale, surtout dans le cas d'un abus de substance coexistant (95).

Ceci pourrait expliquer pourquoi aucune différence n'a été constatée concernant les caractéristiques de l'acte et ses conséquences judiciaires entre les consommateurs et les non consommateurs dans notre échantillon.

Malgré ces résultats, de nombreux prisonniers pensaient que le clonazepam avait facilité leur passage l'acte, et poursuivaient leur consommation alors qu'ils étaient conscients des éventuelles conséquences négatives.

Au sein de la famille des benzodiazépines, les substances considérées comme les plus à risque d'abus sont celles de haut potentiel avec une demi-vie courte, ce qui n'est pas le cas du clonazepam (demi-vie de l'ordre de 19 à 60h) (27, 78). Il est par conséquent assez surprenant que le clonazepam soit la seule benzodiazépine connue et consommée par les détenus, alors que d'autres molécules seraient également faciles à obtenir.

L'une des principales limites de notre étude est la sous estimation possible de la consommation de drogue chez les détenus, étant donné que les dires des sujets incarcérés varient en fonction de facteurs cognitifs, motivationnels et sociaux (69, 96). Nous avons probablement inclus des utilisateurs plus lucides sur leur consommation problématique de clonazepam. De plus nous n'avons pas évalué l'intégralité des critères du DSM-IV de dépendance à une substance. Nous n'avions aucune information à propos de la négligence d'activités sociales ou professionnelles dans le but de consommer la substance, ni à propos du temps passé pour se procurer, consommer ou récupérer des effets du clonazepam. Néanmoins quasiment tous les détenus avaient suffisamment de critères positifs pour poser le diagnostic de dépendance au clonazepam, qui semble très fréquent si l'on considère les données épidémiologiques obtenues en population générale. Mais au regard des doses consommées, le syndrome de sevrage était rarement rapporté chez les détenus créoles (97).

Au final l'image mythique de clonazepam comme « drogue de l'agressivité », largement relayée par les médias, semble inappropriée au regard des effets pharmacologiques concrets et des faits médico-légaux rapportés par les détenus dans cette étude.

Mais cette image reste une croyance tenace au sein du public et parmi les usagers, qui attendent du clonazepam des effets exagérés et rendent la substance responsable de leurs agissements illégaux.

Les effets paradoxaux restent encore assez méconnus des médecins et des utilisateurs. Par conséquent, la prescription de benzodiazépines doit être discutée chez les sujets à risque, au moyen d'une information claire sur le risque d'effets paradoxaux (86).

Dans l'état actuel de nos connaissances le mésusage de substances apparait comme un marqueur de vulnérabilité sociale en prison, et des programmes de soins adaptés doivent être développés pour répondre aux besoins des sujets souffrants de comportements addictifs (87, 98). Une meilleure prise en charge et une réhabilitation adaptées sont indispensables à la fois en prison et après la remise en liberté, en particulier pour éviter la récidive (99).

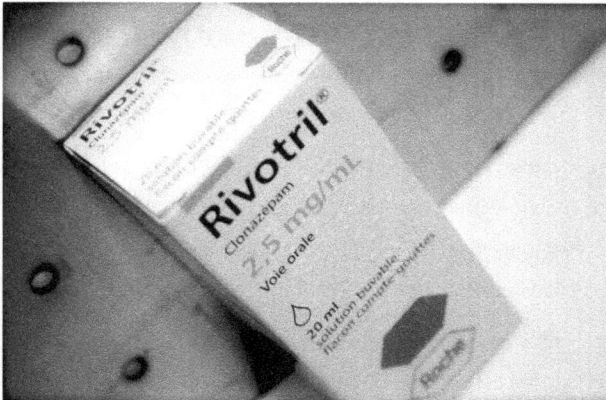

Conclusion

Les benzodiazépines sont très utilisées en France et dans le monde, et peuvent être à l'origine d'abus dans certaines populations (17). A la Réunion et dans d'autres pays, la consommation abusive de benzodiazépines est impliquée dans des comportements violents, parfois avec mise en danger d'autrui et actes illicites (20, 21, 46, 52, 61, 66, 81, 82).

Actuellement il existe peu de structures spécialisées en addictologie à l'intérieur des centres de détention. Il s'agit aujourd'hui des CSAPA (Centres de Soins d'Accompagnement et de Prévention en Addictologie), remplaçant des anciens Centres Spécialisés de Soins aux Toxicomanes (CSST), créés en 1992. Ces centres dépendent pour leur fonctionnement de l'hôpital public. Ils sont chargés de la prise en charge médico-psychologique et sociale du toxicomane en association avec le service pénitentiaire d'insertion et de probation (SPIP). Cette mission est associée à une action de réduction des risques peu effective en pratique du fait du manque de moyens (100). A l'extérieur des prisons, les CSST prennent en charge les personnes souhaitant mettre un terme à leurs addictions.

La Mission Interministérielle de Lutte contre la Drogue et la Toxicomanie (MILDT), créée en 1982, contrôle une grande partie du secteur associatif de lutte contre la toxicomanie, prépare un plan de lutte contre les drogues et conduit son action sur la politique de réduction des risques depuis 1994.

D'après les résultats de notre étude en milieu carcéral, portant sur la consommation de clonazepam avant incarcération, les actes médico-légaux ne sont pas liés à la consommation de clonazepam en elle-même, mais plutôt à un profil de personnes vulnérables sur le plan social et familial, souvent sans emploi et souffrant de comportements addictifs associés (à l'alcool en particulier). Des études longitudinales permettraient sans doute de caractériser de façon plus précise les profils des sujets consommateurs de substances à risque de passages à l'acte médico-légaux. Dans une optique de santé publique, la prévention de l'abus de substances ciblée sur les sujets vulnérables permettrait en effet une meilleure insertion sociale et des perspectives d'avenir plus optimistes.

Pour conclure, des efforts politiques et financiers semblent encore nécessaires pour améliorer la prévention de la toxicomanie, le dépistage de l'abus de substances et les soins aux toxicomanes à la fois parmi les sujets incarcérés et à l'extérieur des prisons françaises.

Les soins vont de pair avec les mesures de réinsertion sociale et renforcent leur efficacité, avec pour objectif à moyen terme la réduction des passages à l'acte médico-légaux chez les sujets à risque.

Références

1.   Lemoine P. Médicaments psychotropes : le big deal? Toxibase. 2001;1:1-13.

2.   Anonymous. Prescriptions abusives : Des centaines de cachets pour le malade imaginaire. Journal de l'île de la Réunion. 2008.

3.   Anonymous. Rivotril dans le soda pour 18 collégiens. Journal de l'île de la Réunion. 2008.

4.   Anonymous. Enquête sur un trafic d'Artane et de Rivotril. Le Quotidien de la Réunion. 2009.

5.   Schwartz C. In memoriam: Oscar Sternbach, JurD, December 13, 1904-October 25, 1999. Psychoanal Rev. 2006 Dec;93(6):855-6.

6.   Trimble MR. On the use of tranquillisers in epilepsy. Epilepsia. 2002;43 Suppl 2:25-7.

7.   Browne TR. Clonazepam. N Engl J Med. 1978 Oct 12;299(15):812-6.

8.   Rosenbaum JF. The development of clonazepam as a psychotropic: the massachusetts general hospital experience. J Clin Psychiatry. 2004;65 Suppl 5:3-6.

9.   Nardi AE, Perna G. Clonazepam in the treatment of psychiatric disorders: an update. Int Clin Psychopharmacol. 2006 May;21(3):131-42.

10.   Plancke L, Amariei A, Danel T, Benoit E, Chantelou ML, Vaiva G. Influential factors in regular and intensive use of psychoactive drugs. Therapie. 2009 Nov-Dec;64(6):371-81.

11.   Roy-Byrne PP. The GABA-benzodiazepine receptor complex: structure, function, and role in anxiety. J Clin Psychiatry. 2005;66 Suppl 2:14-20.

12.   Hollister LE, Motzenbecker FP, Degan RO. Withdrawal reactions from chlordiazepoxide ("Librium"). Psychopharmacologia. 1961 Feb 20;2:63-8.

13.   Allgulander C. History and current status of sedative-hypnotic drug use and abuse. Acta Psychiatr Scand. 1986 May;73(5):465-78.

14.   Cadet-Taïrou A, Gandilhon M, Lahaie E, Chalumeau M, Coquelin A, Toufik A. Rapport National - Drogues et Usages de drogues en France 2007-2009. Saint Denis: Observatoire Regional de la Santé.2010.

15.   Salzman C. Addiction to benzodiazepines. Psychiatr Q. 1998 Winter;69(4):251-61.

16.   Pelissolo A, Bisserbe JC. Dependence on benzodiazepines. Clinical and biological aspects. Encephale. 1994 Mar-Apr;20(2):147-57.

17.   Chand PK, Murthy P. Megadose lorazepam dependence. Addiction. 2003 Nov;98(11):1635-6.

18.   Bourin M. Can one avoid the dependence to benzodiazepines ? . Bulletin of Clinical Psychopharmacology 2001;11:78-81.

19.   Klonopin Tablets : Complete Product Information., (2001).

20.   Mancuso CE, Tanzi MG, Gabay M. Paradoxical reactions to benzodiazepines: literature review and treatment options. Pharmacotherapy. 2004 Sep;24(9):1177-85.

21.   Gardos G. Disinhibition of behavior by antianxiety drugs. Psychosomatics. 1980 Dec;21(12):1025-6.

22.   Chouinard G. Issues in the clinical use of benzodiazepines: potency, withdrawal, and rebound. J Clin Psychiatry. 2004;65 Suppl 5:7-12.

23.   Landry P, Gervais M, O'Connor KP. Mise à jour sur les considérations pharmacocinétiques, pharmacodynamiques et les interactions médicamenteuses dans le choix d'une benzodiazépine. Annales Médico-Psychologiques. 2008;166:585–94.

24.   Sadock B, Sadock V, editors. Kaplan and Sadock comprehensive textbook of psychiatry. 7th ed. Philadelphia,: Lippincott Williams & Wilkins,; 2000.

25.   Greenblatt DJ, Miller LG, Shader RI. Clonazepam pharmacokinetics, brain uptake, and receptor interactions. J Clin Psychiatry. 1987 Oct;48 Suppl:4-11.

26.   Malcolm RJ. GABA systems, benzodiazepines, and substance dependence. J Clin Psychiatry. 2003;64 Suppl 3:36-40.

27.   Licata SC, Rowlett JK. Abuse and dependence liability of benzodiazepine-type drugs: GABA(A) receptor modulation and beyond. Pharmacol Biochem Behav. 2008 Jul;90(1):74-89.

28.   Griffiths RR, Ator NA, Lukas SE, Lamb RJ, Brady JV. Benzodiazepines: drug discrimination and physiological dependence. NIDA Res Monogr. 1984 Mar;49:163-4.

29.   Darke S, Topp L, Ross J. The injection of methadone and benzodiazepines among Sydney injecting drug users 1996-2000: 5-year monitoring of trends from the Illicit Drug Reporting System. Drug Alcohol Rev. 2002 Mar;21(1):27-32.

30.   Bonnand B, Auriacombe M, Franques P, Bertorelle V, Afflelou S, Daulouede JP, et al. Evaluation of the use of psychotropic drugs from urine samples from subjects attending for the first time a clinic specializing in opium addiction. Presse Med. 1999 Apr 3;28(13):679-82.

31.   Miller NS, Giannini AJ. Drug misuse in alcoholics. Int J Addict. 1991 Aug;26(8):851-7.

32.   Woods JH, Winger G. Abuse liability of flunitrazepam. J Clin Psychopharmacol. 1997 Jun;17(3 Suppl 2):1S-57S.

33.   O'Brien C P. Benzodiazepine use, abuse, and dependence. J Clin Psychiatry. 2005;66 Suppl 2:28-33.

34.   Ciraulo DA, Nace EP. Benzodiazepine treatment of anxiety or insomnia in substance abuse patients. Am J Addict. 2000 Fall;9(4):276-9; discussion 80-4.

35.   Arditti J, Boulos M, Pepin G, Mathieu-Daude J, Eysseric H, Turcant M, et al. DRAMES, a new statistical tool to know of the deaths among drug addicts: assessment of five studies. Courrier des Addictions. 2006;8(1):29-31.

36.   Patterson JF. Alprazolam dependency: use of clonazepam for withdrawal. South Med J. 1988 Jul;81(7):830-1, 6.

37.   Pousset M. Drogues, Chiffres clés.2012.

38.   Cadet-Taïrou A. Phénomènes émergents liés aux drogues en 2006. Saint Denis.2008.

39.   Frauger E, Pradel V, Natali F, Thirion X, Reggio P, Micallef J. Misuse of clonazepam (Rivotril): recent trends. Therapie. 2006 Jan-Feb;61(1):49-55.

40.   Sécurité d'emploi des médicaments psychotropes : point d'information sur le Rohypnol (flunitrazepam), (2001).

41.   Reynaud-Maurupt C, Reynaud J. Consommation de Rohypnol hors protocole médical depuis février 2001: Observatoire Regional de la Santé2003 Novembre 2003.

42.   Rouddier M. Rapport de Site - La Réunion. Saint Denis.: Observatoire Regional de la Santé.2004.

43.   Rouddier M. Rapport de Site - La Réunion. Saint Denis.: Observatoire Regional de la Santé.2002.

44.   Riquebourg M. Les addictions à la Réunion: Observatoire Régional de la Santé 2010.

45.   MacLeod N. Behavioural reactions to triazolam. Lancet. 1979 September 22, 1979:638-9.

46.   Saias T, Gallarda T. Paradoxical aggressive reactions to benzodiazepine use: a review. Encephale. 2008 Sep;34(4):330-6.

47.   Hall RC, Zisook S. Paradoxical reactions to benzodiazepines. Br J Clin Pharmacol. 1981;11 Suppl 1:99S-104S.

48.   Bond AJ, Curran HV, Bruce MS, O'Sullivan G, Shine P. Behavioural aggression in panic disorder after 8 weeks' treatment with alprazolam. J Affect Disord. 1995 Dec 13;35(3):117-23.

49.   Mathew VM, Dursun SM, Reveley MA. Increased aggressive, violent, and impulsive behaviour in patients during chronic-prolonged benzodiazepine use. Can J Psychiatry. 2000 Feb;45(1):89-90.

50.   Anonymous. La Saga d'Halcion : dernier épisode? Prescrire. 1991;11:604-7.

51.   Australia Northern territory Government. Alprazolam and benzodiazépines prescribing. In: families Doha, editor.2010.

52.   Bramness JG, Skurtveit S, Morland J. Flunitrazepam: psychomotor impairment, agitation and paradoxical reactions. Forensic Sci Int. 2006 Jun 2;159(2-3):83-91.

53.   Rivotril® (clonazepam) : Informations importantes sur le bon usage - Réduction du conditionnement des comprimés, (2008).

54.   AFSSAPS. Modification des conditions de prescription et de deliverance, point d'information. 2011.

55.   Rivotril® (clonazépam) : Modification des conditions de prescription et de délivrance - Point d'information 18/10/2011, (2011).

56.   Moroz G. High-potency benzodiazepines: recent clinical results. J Clin Psychiatry. 2004;65 Suppl 5:13-8.

57.   Cloos JM. The treatment of panic disorder. Curr Opin Psychiatry. 2005 Jan;18(1):45-50.

58.   Sec I, Questel F, Rey C, Pourriat JL. Misuse of psychotropic medications in a population of subjects held for custody in the city of Paris. Therapie. 2009 Mar-Apr;64(2):129-34.

59.   Frauger E, Pauly V, Pradel V, Rouby F, Arditti J, Thirion X, et al. Evidence of clonazepam abuse liability: results of the tools developed by the French Centers for Evaluation and Information on Pharmacodependence (CEIP) network. Fundam Clin Pharmacol. 2011 Oct;25(5):633-41.

60.   Meyler's. Side effects of drugs The international encyclopedia of adverse drug reactions and interactions. 15th ed. Amsterdam: Elsevier; 2006.

61.   Gabe J. Benzodiazepines as a social problem: the case of halcion. Subst Use Misuse. 2001 Jul-Aug;36(9-10):1233-59.

62.   Gordon EB. Letter: Tranquillizers causing aggression. Br Med J. 1975 Apr 5;2(5961):36-7.

63.   Goldney RD. Paradoxical reaction to a new minor tranquilizer. Med J Aust. 1977 Jan 29;1(5):139-40.

64.   Ingram I. Letter to the editor. Side Effects of Librium. Lancet. 1960:766.

65.   Pauly V, Frauger E, Rouby F, Sirere S, Monier S, Paulet C, et al. Analysis of addictive behaviours among new prisoners in France using the OPPIDUM program. Encephale. 2010 Apr;36(2):122-31.

66.   Daderman AM, Fredriksson B, Kristiansson M, Nilsson LH, Lidberg L. Violent behavior, impulsive decision-making, and anterograde amnesia while intoxicated with flunitrazepam

and alcohol or other drugs: a case study in forensic psychiatric patients. J Am Acad Psychiatry Law. 2002;30(2):238-51.

67.   Sanchez E. Artane, Rivotril : Poison péi. Journal de l'île de la Réunion. 2010.

68.   Beck F LS, Le Nezet O, Spilka S. . Tabac, Alcool, Cannabis moins consommés par les jeunes à la Réunion - Enquête Escapad.2005.

69.   Maden A, Swinton M, Gunn J. A survey of pre-arrest drug use in sentenced prisoners. Br J Addict. 1992 Jan;87(1):27-33.

70.   World Health Organization. WHO Expert Committee on Problems Related to Alcohol Consumption. Second Report. Geneva.2007.

71.   Compétences à l'écrit, en calcul, à l'oral - Communication écrite, un adulte sur cinq en situation préoccupante [database on the Internet]. Insee Partenaires. 2008.

72.   Gardner DL, Cowdry RW. Alprazolam-induced dyscontrol in borderline personality disorder. Am J Psychiatry. 1985 Jan;142(1):98-100.

73.   Lader M, Morton S. Benzodiazepine problems. Br J Addict. 1991 Jul;86(7):823-8.

74.   Prieto N, Faure P. The mental health of new prisoners or of those monitored in French prisons with "services medicopsychologiques regionaux" (SMPR, Regional Medical and Psychological Departments). Encephale. 2004 Nov-Dec;30(6):525-31.

75.   Falissard B, Loze JY, Gasquet I, Duburc A, de Beaurepaire C, Fagnani F, et al. Prevalence of mental disorders in French prisons for men. BMC Psychiatry. 2006;6:33.

76.   Lukasiewicz M, Falissard B, Michel L, Neveu X, Reynaud M, Gasquet I. Prevalence and factors associated with alcohol and drug-related disorders in prison: a French national study. Subst Abuse Treat Prev Policy. 2007;2:1.

77.   Daderman AM, Lidberg L. Flunitrazepam (Rohypnol) abuse in combination with alcohol causes premeditated, grievous violence in male juvenile offenders. J Am Acad Psychiatry Law. 1999;27(1):83-99.

78.   Sattar S. Benzodiazepines for substance abusers. Current Psychiatry. 2003;2(5):25-34.

79.   Haggard-Grann U, Hallqvist J, Langstrom N, Moller J. The role of alcohol and drugs in triggering criminal violence: a case-crossover study*. Addiction. 2006 Jan;101(1):100-8.

80.   Brahams D. Iatrogenic crime: criminal behaviour in patients receiving drug treatment. Lancet. 1987 Apr 11;1(8537):874-5.

81.   Rouve N, Bagheri H, Telmon N, Pathak A, Franchitto N, Schmitt L, et al. Prescribed drugs and violence: a case/noncase study in the French PharmacoVigilance Database. Eur J Clin Pharmacol. 2011 Nov;67(11):1189-98.

82. Michel L, Lang JP. Benzodiazepines and forensic aspects. Encephale. 2003 Nov-Dec;29(6):479-85.

83. Paton C. Benzodiazepines and disinhibition: a review. Psychiatric Bulletin. 2002;26:460-2.

84. Dietch JT, Jennings RK. Aggressive dyscontrol in patients treated with benzodiazepines. J Clin Psychiatry. 1988 May;49(5):184-8.

85. Finniss DG, Kaptchuk TJ, Miller F, Benedetti F. Biological, clinical, and ethical advances of placebo effects. Lancet. 2010 Feb 20;375(9715):686-95.

86. Lekka NP, Paschalis C, Papadourakis A, Beratis S. Characteristics of inmates receiving prescribed benzodiazepines in a high-security Greek prison. Compr Psychiatry. 2003 Sep-Oct;44(5):409-14.

87. Diamond PM, Wang EW, Holzer CE, 3rd, Thomas C, des Anges C. The prevalence of mental illness in prison. Adm Policy Ment Health. 2001 Sep;29(1):21-40.

88. Piselli M, Elisei S, Murgia N, Quartesan R, Abram KM. Co-occurring psychiatric and substance use disorders among male detainees in Italy. Int J Law Psychiatry. 2009 Mar-Apr;32(2):101-7.

89. White P, Chant D, Whiteford H. A comparison of Australian men with psychotic disorders remanded for criminal offences and a community group of psychotic men who have not offended. Aust N Z J Psychiatry. 2006 Mar;40(3):260-5.

90. Yacoubian GS, Jr. Correlates of benzodiazepine use among a sample of arrestees surveyed through the Arrestee Drug Abuse Monitoring (ADAM) Program. Subst Use Misuse. 2003 Jan;38(1):127-39.

91. Bulten E, Nijman H, van der Staak C. Psychiatric disorders and personality characteristics of prisoners at regular prison wards. Int J Law Psychiatry. 2009 Mar-Apr;32(2):115-9.

92. Heffernan EB, Finn J, Saunders JB, Byrne G. Substance-use disorders and psychological distress among police arrestees. Med J Aust. 2003 Oct 20;179(8):408-11.

93. Teplin LA. Psychiatric and substance abuse disorders among male urban jail detainees. Am J Public Health. 1994 Feb;84(2):290-3.

94. Chakroun N, Doron J, Swendsen J. Substance use, affective problems and personality traits: test of two association models. Encephale. 2004 Nov-Dec;30(6):564-9.

95. Fountoulakis KN, Leucht S, Kaprinis GS. Personality disorders and violence. Curr Opin Psychiatry. 2008 Jan;21(1):84-92.

96. Sherman MF, Bigelow GE. Validity of patients' self-reported drug use as a function of treatment status. Drug Alcohol Depend. 1992 Apr;30(1):1-11.

97.   Authier N, Balayssac D, Sautereau M, Zangarelli A, Courty P, Somogyi AA, et al. Benzodiazepine dependence: focus on withdrawal syndrome. Ann Pharm Fr. 2009 Nov;67(6):408-13.

98.   Allen SA, Rich JD. Prisons and mental health. N Engl J Med. 2007 Jan 11;356(2):197-8.

99.   Brooke D, Taylor C, Gunn J, Maden A. Substance misuse as a marker of vulnerability among male prisoners on remand. Br J Psychiatry. 2000 Sep;177:248-51.

100.   Coupechoux P. La psychiatrie emportée par la tourmente sécuritaire - Et même la folie a cessé d'être innocente Le monde diplomatique. 2006.

L'Ile de La Réunion est située au cœur de l'Océan Indien où elle constitue avec l'Ile Maurice et l'Ile Rodrigues l'archipel des Mascareignes.

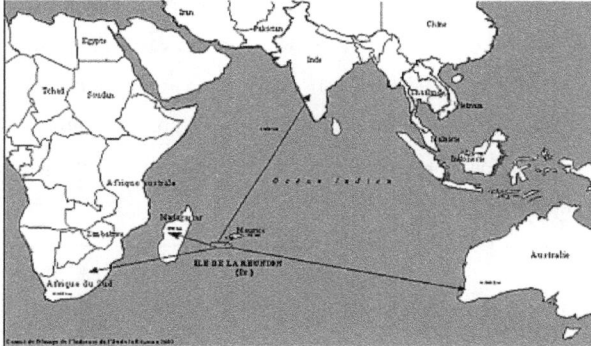

Figure 1 : Situation de l'île de la Réunion dans l'Océan Indien

Située à plus de 9000 km de la métropole, et environ onze heures d'avion de Paris, La Réunion, classée Département d'Outre Mer (DOM), compte environ 800 000 habitants dont 280 000 environ ont moins de 20 ans, soit 39% de la population. En métropole les jeunes de moins de 20 ans représentent seulement 25,2% de la population nationale.

Les premiers colons arrivent sur l'île en 1663 ; ce sont des Français rapatriés de Madagascar. En 1664, Colbert crée la compagnie des Indes, destinée initialement à fournir des épices à la métropole. L'île était un lieu privilégié de ravitaillement des navires sur le parcours contournant l'Afrique pour rejoindre l'Inde. C'est ainsi que quelques colons ont débarqué afin de préparer ces cultures vivrières. Ensuite ont suivi d'autres immigrants européens, et de nombreux esclaves d'origine malgache puis est-africaine. A partir du début du XIXème siècle arrivent des populations esclaves d'origine indienne. Le 20 décembre 1848, l'abolition de l'esclavage est déclarée à La Réunion sous l'autorité de Sarda Garriga, commissaire général de la République. A la fin du XIXème siècle, des populations du nord de l'Inde et d'origine chinoise viennent s'installer également. Ainsi, l'île est devenue réunion d'ethnies au fur et à mesure des générations, fruits de nombreux métissages faisant de cette île un brassage culturel, religieux, et ethnique particulier.

L'île de la Réunion a une forme de pastille de 240 km de périmètre environ. Son relief est assez tourmenté dans la mesure où l'île est née à partir de phénomènes volcaniques majeurs dont sont issus le Piton des Neiges (3070 m) endormi depuis des dizaines de milliers d'années, et le Piton de la Fournaise (2632m), un des volcans les plus actifs dans le monde aujourd'hui. Le centre de l'île est formé de trois cirques, excavant le Piton des Neiges (Mafate, Salazie, et Cilaos). Entre les deux pitons se situe la région des « plaines » faite de hauts plateaux les unissant. Enfin le tour de l'île est constitué de plages coralliennes et de falaises basaltiques.

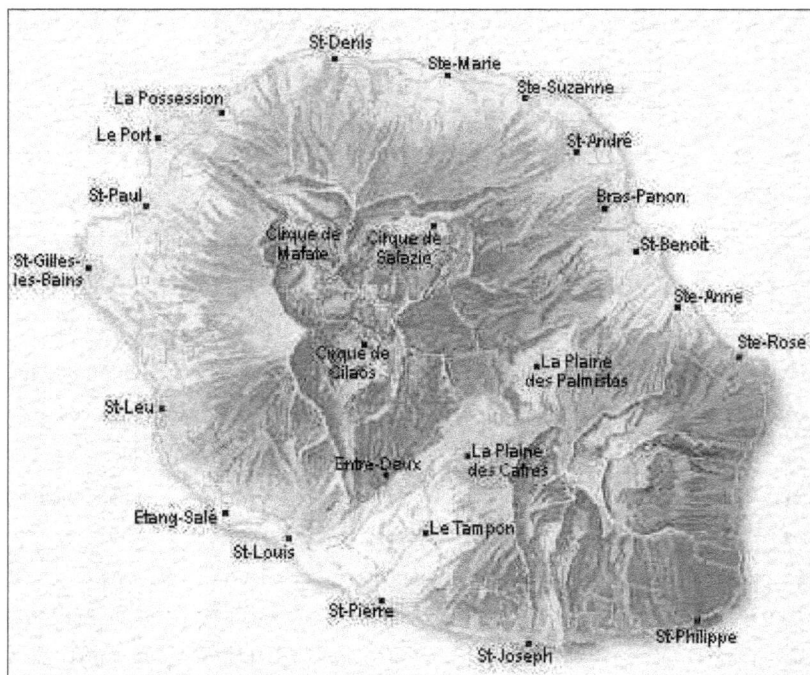

Figure 2 : Carte géographique de l'île de la Réunion

Annexe 3 : Références médicales opposables (RMO)

Références médicales opposables en France, concernant la prescription des anxiolytiques et des hypnotiques (Journal Officiel du 14/11/1998)

La prescription des hypnotiques et des anxiolytiques doit reposer sur une analyse soigneuse de la situation clinique, en cherchant a séparer ce qui relève des difficultés transitoires et des réactions a une pathologie somatique, de la pathologie psychiatrique confirmée. Elle doit être régulièrement réévaluée et tenir compte des indications de l'Autorisation de Mise sur le Marché (AMM), de la fiche de transparence et de l'arrêté du 7 octobre 1991. Un traitement datant de plusieurs semaines ne doit pas être arrêté brutalement.

Dans le cadre de cette prescription :

1. Il n'y a pas lieu, dans le traitement de l'anxiété, d'associer deux anxiolytiques (benzodiazépines ou autre).
2. Il n'y a pas lieu d'associer deux hypnotiques.
3. Il n'y a pas lieu de prescrire des anxiolytiques et/ou des hypnotiques sans tenir compte des durées de prescription maximales réglementaires (incluant la période de sevrage) et de les reconduire sans réévaluation régulière. Les durées de prescription doivent être courtes et ne pas excéder :
   - 4 à 12 semaines pour les anxiolytiques,
   - 2 à 4 semaines pour les hypnotiques (2 semaines pour le triazolam).
4. Il n'y a pas lieu de prescrire un anxiolytique ou un hypnotique sans débuter par la posologie la plus faible, sans rechercher la posologie minimale efficace pour chaque patient, ni de dépasser les posologies maximales recommandées.

Clonazepam misuse before incarceration does not impact upon medico-legal issues in adult male Creole convicts on Reunion Island in 2011

Rasson S.[1], Mete D.[2], Simon N.[3]

[1]Hôpital Sainte-Marguerite, Service de Psychiatrie, Marseille, France

[2]Hôpital Felix Guyon, Service d'Addictologie, St Denis de la Réunion

[3]Hôpital Sainte-Marguerite, Service d'Addictologie, Marseille, France

Total words count: 3536

Abstract words count: 237

Abstract

Aims This study assesses the impact of clonazepam misuse before imprisonment upon legal issues of acting out in a population of males convicts. **Design** In this cross sectional study penal issues were compared between convicts clonazepam users and convicts clonazepam non users before incarceration. Then penal issues were compared among users between those who felt paradoxical effects (PE) and those who did not; and between those who used clonazepam before acting, and those who did not. **Setting** Participants were recruited among French Creole inmates convicted since the 1st of January 2009 in detention center of le Ports' prison, Reunion Island. **Participants** 35 users and 29 non users were interviewed between July and December 2011. **Findings** Severity and type of sentences were not statistically different between users and non users (p=0.137 for length of prison sentence, p=0.087 for obligation of care). Recidivism was also not significantly different between the two groups (p=0.355). Users were 69% to feel PE when taking clonazepam, and 97% of them were dependant to clonazepam. Consumption before acting was not associated to any of medico legal behavior's characteristics (p=1.000 for antecedent of incarceration, p=0.879 for length of prison sentence), as well as PE (p=0.387 for antecedent of incarceration, p=0.823 for length of prison sentence). **Conclusions** Clonazepam use before imprisonment was not associated with any of medicolegal behavior's characteristics. A better management of substance use disorders is needed both inside prison and after release for better social reintegration of users.

Keywords: drug use disorder, drug abuse, benzodiazepines, clonazepam, paradoxical effects, acting out, prison.

Correspondance to: Sophie Rasson, Service de Psychiatrie du Pr Lançon, Pavillon Solaris, Hôpital Sainte Marguerite, 270 Avenue Sainte Marguerite, 13009 Marseille, France. E-Mail: sophierasson@hotmail.com

Introduction

Clonazepam is a benzodiazepine drug having anxiolytic, anticonvulsant, muscle relaxant, and hypnotic properties. It has been marketed in France since 1973 and classified as a high potency benzodiazepine (1). Clonazepam is a second-line treatment of epilepsy and is also used for treatment of anxious diseases, especially panic disorder (2). It has been widely misused since flunitrazepam retract in 1997 (3, 4), in spite of several restrictions on its prescription and delivery since 2008 (5, 6). Misuse of benzodiazepines appears as a frequent problem in numerous countries, associated with various consequences on behavior of users, including dependence, overuse, and adverse reactions (7-10). Some of these reactions are called paradoxical effects (PE), because they are completely in opposition to usual effects of benzodiazepines (for example psychomotor agitation and aggressive behavior). Numerous PE have been described with benzodiazepines over years (11-14). According to previous publications there's not one unique PE but many different sensations of increased talkativeness, excitement and excessive movement, occurring with all benzodiazepines in less than 1% of patients under treatment (12, 15). Such PE can happen whatever it is the first intake or not (15). Substance use disorder and especially benzodiazepine misuse appear to be frequent in carceral population (16). Some authors find that influence of benzodiazepine intoxication could facilitate violent crimes among vulnerable males (with impulsive personality traits or looking for sensation of power and self esteem) particularly when associated to alcohol (17). There are many examples of penal cases involving these molecules (18-20). On Reunion Island clonazepam is known for increasing disinhibition and violent reactions among young users (21), but prevalence rates of clonazepam use still remain lower than in Metropolitan France (22). However the way clonazepam is used influences medico legal offenses and has never been studied. In this retrospective study we approached a carceral population of young French Creole males. We first compared medico legal issues of acting out between clonazepam users involved in an addiction care program for clonazepam use and non clonazepam users who had never participated in addiction care program for any other substance. Then we focused on the users' group, in order to determine whether paradoxical feeling under clonazepam or clonazepam use before acting could impact on offenses' and sentence's characteristics.

Methods

This cross sectional study was carried out between July and December 2011 in the detention center of Le Port, Reunion Island, France and included adult male convicts only.

Participants

First we selected prisoners incarcerated between the 1st of January 2009 and 31th of August 2011 to control for memory confounds when reporting substance use. Clonazepam use has been defined by at least one misuse of clonazepam ('misuse' defined as use out of prescription or falsified prescription) in the 12 months before imprisonment. The medical penitentiary service of Le Port's prison created some parole-groups for addiction care in order to help offenders willing to understand and overcome their addictive disorders with alcohol, tobacco, cannabis, and psychotropic agents. Users were recruited among compliant inmates taking part in an addiction care group between the 1st of January, 2010 and the 1st of December 2011 for problematic clonazepam use before incarceration.

Controls (i.e. non users) were selected among prisoners who did not use clonazepam in the 12 months before imprisonment (possible use in past life). We did not include in non-users' group subjects eligible to addiction care groups for problematic use of another substance (psychotropic agent, alcohol or cannabis). We excluded from the study foreigners and non Creole French inmates (mainly from Metropolitan France and Mayotte), mentally ill subjects, prisoners followed by a member of psychiatry penitentiary staff, and those who had ever beneficed of a therapeutic prescription of clonazepam in medical antecedents.

Interviews

During face-to-face interviews, data were collected with a questionnaire administered by a psychiatrist physician working in penitentiary medical service. In a preliminary stage of the study, the questionnaire has been tested for relevance by administering it to five non clonazepam users, recruited in addiction care groups. In view of experience with previous workers (23), prisoners were suspicious when asked about psychoactive drug use, so subjects were told that their declarations would be treated in the strictest confidence (i.e. for research only). All subjects were interviewed by the same physician fluent in Creole and French. At the end of the formal interview, each subject was engaged in an informal discussion to counsel him on his health situation.

The questionnaire was divided in 3 parts: socio-demographic data, drug use information (alcohol, cannabis, clonazepam and other psychotropic agents) and forensic history including cause of current incarceration as well as substance use before acting and related behavior. All the data collected referred to the 12 months prior to imprisonment. Alcohol use was considered as excessive if consumption was higher than either 3 glasses daily or at least weekly 4 glasses per occasion according World Health Organization recommendations (24). Declarations of clonazepam users concerning wanted drug effects and effective felt effects were noticed in Creole like expressed by detainees, then coded when possible following known properties of benzodiazepines (anxiolysis, sedation, drug high, euphoria, amnesia). Some other sensations were coded into study variables if frequently cited (drug high sensation, euphoria, relief, self assertion, loss of self control). The first word cited has been recorded as 'main' wanted/felt sensation. The variable 'paradoxical effect' consisted in main feeling of excitement or self control loss when taking clonazepam.

Statistical Analysis

The demographic and clinical variables were normally distributed (as assessed by the Kolmogorov-Smirnov test and visual inspection) and were analyzed with parametric statistical tests with a threshold of $p<0.05$ (two-tailed). Continuous variables were compared between clonazepam users and non users using t-tests while categorical variables were compared using ?2 or Fischer tests. Among users consumption's characteristics and penal issues were compared between those who felt a paradoxical effect and those who did not; then between those who consumed clonazepam before acting and those who did not, using the same statistical tests. Data were analyzed by SPSS Version 17.0 software.

Results

Sociodemographics characteristics

A total of 64 male Creole adult detainees condemned to prison were included, within 35 male clonazepam users during the 12 months before entering prison and 29 control subjects. Participants were mostly living in South and West areas of the island, which are the most crowded zones of Reunion Island (Table I).

Clonazepam users were significantly younger (p<0.05) than non-users, with an average of age at 25 years in the whole sample. All prisoners had a low level of education (secondary school level or vocational and special education). We reported 21.9% of illiterate people, not surprisingly on this island where illiteracy is quite frequent (among 20% of adults) (25). About 38% of prisoners mainly earned money from illegal activities such as received stolen, thefts or drug dealing. More than half of the detainees were unmarried and 53% were living in familial house, such as most of young Creole people at Reunion Island (Table I).

Over 35% of the subjects included consumed usually alcohol and 64.1% used to smoke local cannabis without any difference between users and controls (Table I). Most of non users included (21/29) had ever tested clonazepam at least one time in their life, which shows that clonazepam is highly popular among young people. Clonazepam users were more likely than controls to misuse other drugs, especially trihexyphenidyle easily available (usually prescribed to treat adverse effects of neuroleptics) for 31.3% of inmates. Only 3 users and one control subject reported use of another drug (flunitrazepam, clorazepate, ectasy).

Penal characteristics

Nineteen inmates were imprisoned in year 2009, 29 in 2010 and 16 in 2011, control subjects being incarcerated earlier than users (p<0.05). For 75.0% of detainees, the cause of incarceration was a theft with or without violence (Table I). We noticed 22 incarcerations for violent behavior, 1 homicide, 2 sexual offences, and 6 drug related crimes (3 cases of drinking and driving and finally only 3 cases of illicit drug detention, all were cannabis). Clonazepam users were 73.5% to think that clonazepam consumption could facilitate acting out. Among non-users, 16 detainees did not answer to this question, and only 9 detainees were thinking the same way (Table I). Aggravating circumstances were found in 85.9% of users whatever they take clonazepam or not. In a same way, prison sentence was not heavier in users' group (p=0.137), showing that consequences of medico legal acts were not more severe for users.

Fifty prisoners had at least one antecedent of imprisonment, as 52 inmates have been condemned for the same offense as current in the past. Obligation of care[3] was not more often given to clonazepam users (p=0.087), probably due to a lack of power. Only 48.6% of consumers in total had an obligation of care, which shows difficulties for justice to distinguish drug users needing care and specialized follow-up after legal punishment if there is no evidence for drug using during the trial.

Clonazepam use among users

In clonazepam users 42.9% were taking only clonazepam and about the same proportion took the drug in association with alcohol or cannabis (Table IIa). Consumers were 98.6% to declare taking one or several other products if they did not have access to clonazepam (62.9% were smoking cannabis and 34.3% were drinking alcohol). Forty eight percent of prisoners admitted taking other legal or illegal drugs if they could not find clonazepam (particularly trihexyphenidyle for 48.6 % of them). Asked prisoners were more likely to take clonazepam together with friends than alone (62.9%), and 88.6% of them had discovered the product with friends at adolescence age (average age of 16 years old, data not shown). Forty five percent of users preferred clonazepam as drinkable form than pills. Most of 50% of detainees were using clonazepam once a week and more, and 20.6% took several times a day (Table IIa). About 82% had ever wished to stop clonazepam utilization, for 26.5% of them to control their aggressive reactions under effect (Table IIa). In spite of these findings more than half of included prisoners had never tried to stop (data not shown).

Included consumers were looking at first for anxiolysis and drug high sensation in respectively 37.1% and 34.3% of cases (Table IIa). Nine detainees (25.7%) were looking mainly for self-assertion when using clonazepam. Regarding known properties of benzodiazepines, anxiolysis euphoria and drug high were the most frequently reported effects, explaining why clonazepam is appreciated by users (Table IIb).

---

[3] Obligation of care is defined in article 132-45.3 of French penal code as obligation to submit to control measures, treatment and care after release.

But users were not always feeling the effects they had looked for (for example anxiolysis is wanted in 48.6% of cases but felt in only 22.9%, Table IIb). Amazingly, numerous clonazepam users (68.6%) declared self-assertion feeling or self-control loosing after taking clonazepam, which is one of the highest rates ever observed as paradoxical benzodiazepines adverse effects (15, 26, 27). Almost 74% of consumers were complaining about adverse effects, especially memory impairment. Thirty of the 35 users (85.7%) were aware that long term use of clonazepam could impact their life: 48.6% were afraid of psychiatric consequences (fear of losing mind, becoming mentally ill or handicapped) and 22.9% were afraid of social consequences such as family or couple trouble, inability to keep a job and loneliness (Table IIa).

The average amount of clonazepam taken by detainees was about 16 mg per intake (Table IIa), with many differences between subjects. Such quantities are highly elevated regarding recommended doses (0.05 to 0.1 mg/kg/day in 2004 version of product notice of compliance). In spite of these amounts, withdrawal symptoms were rare (only 6/35 cases). About 50% of users were taking more than 9 mg per intake, and the same proportion declared to have taken at least one time more than 50 mg per shot. Maximal amounts used were found between 5 and 196 mg/intake, representing about 4 bottles of drinkable clonazepam. Half of the detainees were using clonazepam more than once a week before entering prison, and seven of them were taking clonazepam several times a day (Table IIa).

Withdrawal symptoms concerned 5 detainees using clonazepam more than once a week (and 1 using clonazepam less than once a week, data not shown) and 2 detainees reported anxiety rebound (i.e. transient period of anxiety and insomnia) following brutal cessation of intake (Table IIa). All clonazepam users were tolerant to clonazepam (higher amounts than usually prescribed ones), and 6 had difficulties to control their use.

Eighty-two percent of users had desired to cut down (Table IIa). Among the 4 DSM-IV criteria of dependence to clonazepam assessed in our study, 7 detainees had one positive criterion, 19 had 2 positive ones, 4 had 3 positive criteria and 3 had 4 positive criteria (data not shown). So dependence to clonazepam concerned 97.0% of users.

Consumption before acting and penal issues

Eleven users did not use clonazepam before acting, but 24 did. Detainees under effect before acting were characterized by a usual intake of alcohol in absence of clonazepam (p<0.01) and in association to clonazepam (p<0.01). They had a preference for drinkable form of clonazepam (p<0.05), probably because drinkable form has a sweet taste and is easy to dilute in alcohol (Table III). Moreover in this group 82.6% of detainees were thinking that acting out was largely increased by clonazepam taking.

All consumers who reported withdrawal symptoms were using clonazepam before acting (Table III). Attempts to taper clonazepam use were found only among before acting users (average of 0.58 attempts, p=0.065, data not shown) probably because they seemed to be aware of medico legal consequences of their consumption (according to non-structured part of interviews).

Interestingly wanted and felt effects were not different in users who had taken clonazepam before acting. Those who had taken clonazepam before acting were not more violent (p=0.708). No difference was found regarding characteristics of illegal acting and its penal consequences. In the same way, characteristics of penal antecedents were not associated to consumption before acting (Table III).

Paradoxical reactions and penal issues

Paradoxical reactions were found among 24 detainees. Detainees feeling a paradoxical effect (PE) were more likely to use it without association to any other drug or alcohol (p<0.05). But they were more likely to take other psychotropic drugs (especially trihexyphenidyle) when they could not have access to clonazepam (we found 17 men using psychotropic drugs in absence of clonazepam, among them 14 feeling PE, p=0.088). Consumers feeling PE did not take more elevated amounts than others users (in average 16 mg p=0.903) (Table IV). PE was not associated to other ways to consume it (alone or with friends). Interestingly, detainees feeling PE were looking for drug high (p<0.05) rather than relief (p=0.053) and anxiolysis (p=0.053). Due probably to a lack of power, looking for self-assertion was also not significant (p=0.114). Similarly feeling PE was associated to less sedative effect (p<0.01) and less relief sensation (p<0.01) (Table IV).

Detainees feeling PE were significantly more often afraid of psychiatric consequences of clonazepam in long term use (p<0.05), but they did not declare to have tried to taper it more often (p=1.000). Interestingly, feeling PE was neither associated to any of medico legal behavior's characteristics (Table IV), nor to type of legal sentence.

Discussion

To our knowledge, this is the first study to assess the existence of an association between recreational use of clonazepam and penal issues among French Creole convicts. The prevalence of detainees having tested clonazepam at least once in whole life is surprisingly high regarding other studies in carceral populations (16, 28-30).

According to O'Brien, benzodiazepines are usually a secondary drug of abuse (31) but on Reunion Island a weak number of drugs is available and the use of clonazepam is often exclusive. In our study clonazepam use was associated neither with recidivism (shorter free periods between the two latest prison sentences and higher number of incarcerations), nor with severity of sentences, denying public image of clonazepam as 'drug of acting out'.

We distinguished two profiles of users: 1) those who had taken clonazepam before acting, often in association with alcohol; 2) those who felt PE, looking for self-assertion, disinhibition and drug high, more likely to take exclusively clonazepam. We can wonder if detainees belonging to the first profile take clonazepam associated to alcohol in order to act out without any inhibition or if alcohol increases accidently effects of clonazepam. Effect of clonazepam is indeed known to be empowered by alcohol or other pills (trihexyphenidyle), especially when its use is associated to violent behavior (15, 32-34). Penal issues usually distinguish between self-induced and unforeseen intoxication, and take into account common knowledge of unpredictable acts. The fact to be 'under effect' is not proven in all trials, now justice may consider it in several cases. (35). The second profile does probably correspond to antisocial subjects looking for PE and using clonazepam among others in a recreative way or to feel self-confident. We can be surprised by the number of PE observed after taking clonazepam, as it has been shown that such reactions are usually rare and depend on several factors including personality, external circumstances, and pharmacological properties of molecule used (36-39).

These findings confirm other studies showing that an increase of aggressiveness occurs more often than a decrease after taking benzodiazepines (40). High prevalence rates of PE among detainees can also be explained by predisposed personality profiles in this population with low pulsion drives, antecedents of violent offences, personality disorders and looking for disinhibition (37). By the way, such aggressive reactions may be due to group interaction when taking clonazepam (11). Now it is well known in clinical trials that effects of a substance can appear even if no substance is given (41), because subjects are persuaded to have taken a drug (placebo effect). This could explain why so many detainees declared to feel PE even if it is a rare effect of clonazepam. Finally none of these profiles was related to penal issues, which seems to be in contradiction with detainees' beliefs about clonazepam: it is neither PE which drives you in prison, nor the fact to consume clonazepam just before acting.

Substance use disorders are often associated with poor conditions and with low education level and low incomes, corresponding to our results (42-46). Benzodiazepines users are more likely to take or to have tested other psychotropic drugs, as found in other studies (47). In 2009, Bulten and al. described 30% of detainees with drug dependence and 28% with alcohol dependence. In this study like in ours crimes against property were the most common reason for incarceration (37%), followed by violent crimes (23%) (48). Substance use disorders are known to be often associated to criminal convictions (49) and antisocial personality (50). For Fountoulakis, violence is mainly related to antisocial personality; especially when a substance use disorder is also present (51). This could explain why we did not find any difference between users and non-users concerning acting and legal issues. Despite of these results numerous inmates were thinking that clonazepam facilitated their acting, but they were all pursuing their consumption, even if they were aware of negative consequences.

In the benzodiazepines group, a high potency and a short half-life are the characteristics of the benzodiazepine which is the most at risk to be abused: clonazepam has different profile with a half-life of 19-60h (33, 52). Thus, it is very surprising that clonazepam was the only benzodiazepine to be known and used by prisoners, as it is acknowledged that other benzodiazepines are easily available for misuse.

The present study has several limitations. First, we possibly underdiagnosed drug use in prison populations (23, 53) because drug abusers' self-reports vary as a function of different cognitive, motivational and social factors. We probably include users more aware of their problematic consumption of clonazepam. Second, we did not assess all DSM IV criteria for the diagnosis of 'dependence' to clonazepam. We had no information about neglecting social or professional activities and about time spent to obtaining, using or recovering from clonazepam use. Nevertheless quasi all detainees could complete enough DSM-IV criteria for the diagnosis of dependence, which seems very high according to epidemiologic data about whole population. However withdrawal syndrome was surprisingly rare among Creole detainees, regarding elevated doses consumed (54).

Finally, according to popular belief, clonazepam is the drug of aggressiveness. Even if this belief is broadly widespread by media, this seems to be totally untrue, for the pharmacological properties of clonazepam and for the medico legal facts reported by users in the present study. Paradoxical effects still remain unknown by physicians and users: prescription of benzodiazepines should be discussed in the light of these paradoxical effects, with clear information given to the patient, on adverse effects and risks (42). As far as we know substance misuse does appear as a marker of social vulnerability in prison, and specific programs have to be developed to address specific needs of individuals suffering from substance use disorders (43, 55). Better treatment and rehabilitation are needed both inside prison and following release, especially to avoid recidivism (56).

Conflict of Interest: None.

References

1.   Moroz G. High-potency benzodiazepines: recent clinical results. J Clin Psychiatry. 2004;65 Suppl 5:13-8.
2.   Cloos JM. The treatment of panic disorder. Curr Opin Psychiatry. 2005 Jan;18(1):45-50.
3.   Reynaud-Maurupt C, Reynaud J. Consommation de Rohypnol hors protocole médical depuis février 2001. Trend 2003 Novembre 2003.
4.   Sec I, Questel F, Rey C, Pourriat JL. Misuse of psychotropic medications in a population of subjects held for custody in the city of Paris. Therapie. 2009 Mar-Apr;64(2):129-34.
5.   AFSSAPS. Modification des conditions de prescription et de deliverance, point d'information. 2011.
6.   Frauger E, Pauly V, Pradel V, Rouby F, Arditti J, Thirion X, et al. Evidence of clonazepam abuse liability: results of the tools developed by the French Centers for Evaluation and Information on Pharmacodependence (CEIP) network. Fundam Clin Pharmacol. 2011 Oct;25(5):633-41.
7.   Meyler's. Side effects of drugs The international encyclopedia of adverse drug reactions and interactions. 15th ed. Amsterdam: Elsevier; 2006.
8.   MacLeod N. Behavioural reactions to triazolam. Lancet. 1979 September 22, 1979:638-9.

9.   Gabe J. Benzodiazepines as a social problem: the case of halcion. Subst Use Misuse. 2001 Jul-Aug;36(9-10):1233-59.

10.   Mathew VM, Dursun SM, Reveley MA. Increased aggressive, violent, and impulsive behaviour in patients during chronic-prolonged benzodiazepine use. Can J Psychiatry. 2000 Feb;45(1):89-90.

11.   Gordon EB. Letter: Tranquillizers causing aggression. Br Med J. 1975 Apr 5;2(5961):36-7.

12.   Mancuso CE, Tanzi MG, Gabay M. Paradoxical reactions to benzodiazepines: literature review and treatment options. Pharmacotherapy. 2004 Sep;24(9):1177-85.

13.   Goldney RD. Paradoxical reaction to a new minor tranquilizer. Med J Aust. 1977 Jan 29;1(5):139-40.

14.   Ingram I. Letter to the editor. Side Effects of Librium. Lancet. 1960:766.

15.   Saias T, Gallarda T. Paradoxical aggressive reactions to benzodiazepine use: a review. Encephale. 2008 Sep;34(4):330-6.

16.   Pauly V, Frauger E, Rouby F, Sirere S, Monier S, Paulet C, et al. Analysis of addictive behaviours among new prisoners in France using the OPPIDUM program. Encephale. 2010 Apr;36(2):122-31.

17.   Daderman AM, Fredriksson B, Kristiansson M, Nilsson LH, Lidberg L. Violent behavior, impulsive decision-making, and anterograde amnesia while intoxicated with flunitrazepam and alcohol or other drugs: a case study in forensic psychiatric patients. J Am Acad Psychiatry Law. 2002;30(2):238-51.

18.   Bond AJ, Curran HV, Bruce MS, O'Sullivan G, Shine P. Behavioural aggression in panic disorder after 8 weeks' treatment with alprazolam. J Affect Disord. 1995 Dec 13;35(3):117-23.

19.   Hall RC, Zisook S. Paradoxical reactions to benzodiazepines. Br J Clin Pharmacol. 1981;11 Suppl 1:99S-104S.

20.   Anonymous. La Saga d'Halcion : dernier épisode? Prescrire. 1991;11:604-7.

21.   Sanchez E. Artane, Rivotril : Poison péi. Journal du Web 974; 2010; Available from: http://lejournalweb974.over-blog.com/article-projet-zoltan-artane-rivotril-poison-pei-59722593.html.

22.   Riquebourg M. Les addictions à la Réunion: Observatoire Régional Santé - Réunion2011.

23.   Maden A, Swinton M, Gunn J. A survey of pre-arrest drug use in sentenced prisoners. Br J Addict. 1992 Jan;87(1):27-33.

24.   World Health Organization. WHO Expert Committee on Problems Related to Alcohol Consumption. Second Report. Geneva2007.

25.   Compétences à l'écrit, en calcul, à l'oral - Communication écrite - un adulte sur cinq en situation préoccupante [database on the Internet]. Insee Partenaires. 2008.

26.   Gardner DL, Cowdry RW. Alprazolam-induced dyscontrol in borderline personality disorder. Am J Psychiatry. 1985 Jan;142(1):98-100.

27.   Lader M, Morton S. Benzodiazepine problems. Br J Addict. 1991 Jul;86(7):823-8.

28.   Prieto N, Faure P. The mental health of new prisoners or of those monitored in French prisons with "services medicopsychologiques regionaux" (SMPR, Regional Medical and Psychological Departments). Encephale. 2004 Nov-Dec;30(6):525-31.

29.   Falissard B, Loze JY, Gasquet I, Duburc A, de Beaurepaire C, Fagnani F, et al. Prevalence of mental disorders in French prisons for men. BMC Psychiatry. 2006;6:33.

30.   Lukasiewicz M, Falissard B, Michel L, Neveu X, Reynaud M, Gasquet I. Prevalence and factors associated with alcohol and drug-related disorders in prison: a French national study. Subst Abuse Treat Prev Policy. 2007;2:1.

31.   O'Brien C P. Benzodiazepine use, abuse, and dependence. J Clin Psychiatry. 2005;66 Suppl 2:28-33.

32.   Daderman AM, Lidberg L. Flunitrazepam (Rohypnol) abuse in combination with alcohol causes premeditated, grievous violence in male juvenile offenders. J Am Acad Psychiatry Law. 1999;27(1):83-99.

33.   Sattar S. Benzodiazepines for substance abusers. Current Psychiatry. 2003;2(5):25-34.

34.   Haggard-Grann U, Hallqvist J, Langstrom N, Moller J. The role of alcohol and drugs in triggering criminal violence: a case-crossover study*. Addiction. 2006 Jan;101(1):100-8.

35.   Brahams D. Iatrogenic crime: criminal behaviour in patients receiving drug treatment. Lancet. 1987 Apr 11;1(8537):874-5.

36.   Rouve N, Bagheri H, Telmon N, Pathak A, Franchitto N, Schmitt L, et al. Prescribed drugs and violence: a case/noncase study in the French PharmacoVigilance Database. Eur J Clin Pharmacol. 2011 Nov;67(11):1189-98.

37.   Michel L, Lang JP. Benzodiazepines and forensic aspects. Encephale. 2003 Nov-Dec;29(6):479-85.

38.   Bramness JG, Skurtveit S, Morland J. Flunitrazepam: psychomotor impairment, agitation and paradoxical reactions. Forensic Sci Int. 2006 Jun 2;159(2-3):83-91.

39.   Paton C. Benzodiazepines and disinhibition: a review. Psychiatric Bulletin. 2002;26:460-2.

40.   Dietch JT, Jennings RK. Aggressive dyscontrol in patients treated with benzodiazepines. J Clin Psychiatry. 1988 May;49(5):184-8.

41.   Finniss DG, Kaptchuk TJ, Miller F, Benedetti F. Biological, clinical, and ethical advances of placebo effects. Lancet. 2010 Feb 20;375(9715):686-95.

42.   Lekka NP, Paschalis C, Papadourakis A, Beratis S. Characteristics of inmates receiving prescribed benzodiazepines in a high-security Greek prison. Compr Psychiatry. 2003 Sep-Oct;44(5):409-14.

43.   Diamond PM, Wang EW, Holzer CE, 3rd, Thomas C, des Anges C. The prevalence of mental illness in prison. Adm Policy Ment Health. 2001 Sep;29(1):21-40.

44.   Piselli M, Elisei S, Murgia N, Quartesan R, Abram KM. Co-occurring psychiatric and substance use disorders among male detainees in Italy. Int J Law Psychiatry. 2009 Mar-Apr;32(2):101-7.

45.   White P, Chant D, Whiteford H. A comparison of Australian men with psychotic disorders remanded for criminal offences and a community group of psychotic men who have not offended. Aust N Z J Psychiatry. 2006 Mar;40(3):260-5.

46.   Plancke L, Amariei A, Danel T, Benoit E, Chantelou ML, Vaiva G. Influential factors in regular and intensive use of psychoactive drugs. Therapie. 2009 Nov-Dec;64(6):371-81.

47.   Yacoubian GS, Jr. Correlates of benzodiazepine use among a sample of arrestees surveyed through the Arrestee Drug Abuse Monitoring (ADAM) Program. Subst Use Misuse. 2003 Jan;38(1):127-39.

48.   Bulten E, Nijman H, van der Staak C. Psychiatric disorders and personality characteristics of prisoners at regular prison wards. Int J Law Psychiatry. 2009 Mar-Apr;32(2):115-9.

49.   Heffernan EB, Finn J, Saunders JB, Byrne G. Substance-use disorders and psychological distress among police arrestees. Med J Aust. 2003 Oct 20;179(8):408-11.

50.   Teplin LA. Psychiatric and substance abuse disorders among male urban jail detainees. Am J Public Health. 1994 Feb;84(2):290-3.

51.   Fountoulakis KN, Leucht S, Kaprinis GS. Personality disorders and violence. Curr Opin Psychiatry. 2008 Jan;21(1):84-92.

52.   Licata SC, Rowlett JK. Abuse and dependence liability of benzodiazepine-type drugs: GABA(A) receptor modulation and beyond. Pharmacol Biochem Behav. 2008 Jul;90(1):74-89.

53.   Sherman MF, Bigelow GE. Validity of patients' self-reported drug use as a function of treatment status. Drug Alcohol Depend. 1992 Apr;30(1):1-11.

54.   Authier N, Balayssac D, Sautereau M, Zangarelli A, Courty P, Somogyi AA, et al. Benzodiazepine dependence: focus on withdrawal syndrome. Ann Pharm Fr. 2009 Nov;67(6):408-13.

55.   Allen SA, Rich JD. Prisons and mental health. N Engl J Med. 2007 Jan 11;356(2):197-8.

56.   Brooke D, Taylor C, Gunn J, Maden A. Substance misuse as a marker of vulnerability among male prisoners on remand. Br J Psychiatry. 2000 Sep;177:248-51.

Tables

Table I. Socio demographic characteristics, substance use and penal issues in all included detainees, Le Port Detention Center, Reunion Island, 2011. (n=64)

	Clonazepam users (n=35)		Non users (n=29)		Total (n=64)		p
Socio demographics							
Age (years)	24	(7-41)	26	(8-45)	25	(12-38)	0.045
Lives in the West and South	28	(80.0%)	18	(62.1%)	46	(71.9%)	0.112
Second School Level	23	(65.7%)	18	(62.1%)	41	(64.1%)	0.762
Illetteracy	9	(25.7%)	5	(17.2%)	14	(21.9%)	0.414
Main income by acquisitive crimes	11	(34.3%)	5	(17.2%)	16	(25.0%)	0.192
Single marital status	24	(57.1%)	18	(42.9%)	42	(65.6%)	0.586

		n		n		n		
Lives with parents		19	(54.3%)	15	(51.7%)	34	(53.1%)	0.838
Penal issues								
Year of imprisonment	2009	13	(37.1%)	6	(20.7%)	19	(29.7%)	0.021
	2010	18	(51.4%)	11	(37.9%)	29	(45.3%)	
	2011	4	(11.4%)	12	(41.4%)	16	(25.0%)	
Acquisitive crime		28	(80.0%)	20	(69.0%)	48	(75.0%)	0.310
Violent Offense		22	(62.9%)	13	(44.8%)	35	(54.7%)	0.149
Penal aggravating circumstances		31	(88.6%)	24	(82.8%)	55	(85.9%)	0.720
Antecedent of imprisonment		27	(77.1%)	23	(79.3%)	50	(78.1%)	0.835
Antecedent of same acting out		27	(77.1%)	25	(86.2%)	52	(81.3%)	0.355
Average time in relapse since last incarceration (months) (n=50/64)		11	(0-29)	18	(0-68)	14	(0-37)	0.069
Obligation of care sentence [a]		17	(48.6%)	[a]7	(26.9%)	24	(39.3%)	0.087
Average number of incarcerations		3	(2-4)	3	(2-4)	3	(2-4)	0.887
Current prison sentence (months) [b]		[b]38	(0-168)	31	(0-113)	35	(0-114)	0.137
Substance use								
Has ever taken clonazepam in past life		35	(100.0%)	21	(72.4%)	56	(87.5%)	0.001
Age of first use (years) (n=56/64)		16	(9-24)	16	(4-29)	16	(8-20)	0.859
Alcohol use		12	(34.3%)	11	(37.9%)	23	(35.9%)	0.762
Cannabis use		22	(62.9%)	19	(65.5%)	41	(64.1%)	0.825
Trihexylphenidyle use		15	(42.9%)	3	(10.3%)	18	(28.1%)	0.004
Was under effect of alcohol or drug during current offense:		28	(80.0%)	16	(55.2%)	44	(68.8%)	0.033
- In which clonazepam		24	(68.6%)	3[4]	(10.3%)	27	(42.2%)	<10⁻⁴
- In which alcool		13	(37.1%)	12	(41.4%)	25	(39.1%)	0.729
- In which trihexyphenidyle		5	(14.3%)	0	(0.0%)	5	(7.8%)	0.058
- In which cannabis		7	(20.0%)	3	(10.3%)	10	(15.6%)	0.327
Believes that clonazepam could facilitate acting out [c]		25	(73.5%)	9	(69.2%)	34	(72.3%)	1.000

[a] 3 missing data
[b] 1missing data
[c] 1 missing data among users and 16 missing data among non users

Table IIa: Habits of clonazepam use, desired and felt effects, dependence DSM-IV criteria among users, Le Port Detention Center, Reunion Island, 2011 (n=35)

	n	
Habits of consumption		
First intake with friends	31	88.6%
Prefers using clonazepam together with other people	22	62.9%
Prefers drinkable solution than pills	16	45.7%
Usual intake of clonazepam alone	15	42.9%

---

[4] The observation of three control subjects having taken clonazepam before acting could be explained by a long time between acting out and imprisonment (more than 12 months)

Usual intake of alcohol in association with clonazepam	15	42.9%
Usual intake of alcohol in absence of clonazepam	12	34.3%
Usual intake of cannabis in association with clonazepam	14	40.0%
Usual intake of cannabis in absence of clonazepam	22	62.9%
Usual intake of trihexyphenidyle in association with clonazepam	1	2.9%
Usual intake of trihexyphenidyle in absence of clonazepam	17	48.6%
Frequency of use [a]		
- < 1 intake/month	3	8.6%
- 1 intake/month – 1 intake/week	11	32.3%
- Several intakes /week	8	23.5%
- Daily use	5	14.7%
- > Daily use	7	20.6%
Average amounts consumed /intake (mg) [a]	16	(0-55)
Maximal amounts consumed /intake (mg) [a]	46	(0-388)
Effects of clonazepam		
Main expected effects when taking clonazepam		
- Self assertion	9	25.7%
- Drug high	12	34.3%
- Relief of moral tensions	13	37.1%
- Others	1	2.9%
Main felt effects under clonazepam		
- Relaxation	10	28.6%
- Excitement	19	54.3%
- Loss of self control	5	14.3%
- Other	1	2.9%
Paradoxical effects [b]	24	68.6%
- In wich self assertion	13	37.1%
- In wich loss of self control	5	14.3%
- In which excitement	20	57.1%
Adverse effects	26	74.3%
- Memory impairement	13	37.1%
- Anxiety rebound	6	17.1%
- Other effects	7	20.0%
Dependence to clonazepam (DSM-IV criteria)	**33**	**97.0%**
- Tolerance [a]	34	100.0%
- Withdrawal symptoms	6	17.6%
- Difficulties controlling use (i.e. to refuse it when proposed)	6	17.6%
- Negative consequences (reported by users)	30	85.7%
- In which social ones (familial or couple conflicts)	15	42.9%
- In which psychiatric ones (to become mentally ill or handicapped)	17	48.6%
- In which somatic ones (asthenia, anorexia, nausea, vertigo)	8	22.9%
- Desire to cut down clonazepam us [a]	28	82.3%
- To avoid familial conflicts	4	11.8%
- To avoid imprisonment	8	23.5%
- To be able to control violent behavior	9	26.5%
- Because of adverse effects of benzodiazepines	6	17.6%

[a] 1 missing data

[b] Paradoxical effects are defined as happening of excitement and/or self control loss as main felt effects under clonazepam

Table IIb: Reported effects corresponding to known properties of benzodiazepines among users, Le Port Detention Center, Reunion Island, 2011 (n=35)

Known properties of benzodiazepines	Desired effects		Felt effects	
sedation	5	14.3%	6	17.1%
anxiolysis /relief	17	48.6%	8	22.9%
euphoria	11	31.4%	9	25.7%
drug high	16	45.7%	9	25.7%
amnesia	11	31.4%	6	17.1%

Table III: Substance use characteristics and penal issues among users regarding clonazepam use before acting , Le Port Detention Center, Reunion Island, 2011 (n=35)

	Clonazepam use before acting (n=24)		No clonazepam use before acting (n=11)		Total (n=35)		p
Characteristics of consummation							
Favorite galenic form (/both)							0.020
- Drinkable solution	5	(20.8%)	0	(0.0%)	5	(14.3%)	
- Pills	13	(54.2%)	3	(27.3%)	16	(45.7%)	
Prefers using clonazepam together with other people (/ alone)	19	(79.2%)	10	(90.9%)	29	(82.9%)	0,640
Frequency of consummation ≥ 1 intake /week (/< 1 intake/week) [a]	[a] 15	(65.2%)	5	(45.5%)	20	(58.8%)	0,458
Usual intake of clonazepam excusively (/with other substances)	9	(37.5%)	6	(54.5%)	15	(42.9%)	0,467
Usual intake of alcohol with clonazepam	14	(93.3%)	1	(20.0%)	15	(75.0%)	0.005
Usual intake of alcohol in absence of clonazepam	12	(50.0%)	0	(0.0%)	12	(34.3%)	0.005
Was under effect of other substance(s) associated to clonazepam during offense :							
- In which alcohol	12	(50.0%)	1	(9.1%)	13	(37.1%)	0.027
- In which trihexyphenidyle	3	(12.5%)	2	(18.2%)	5	(14.3%)	0.640
- In which cannabis	6	(25.0%)	1	(9.1%)	7	(20.0%)	0.392
Thinks that clonazepam facilitates acting out [a]	[a] 19	(82.6%)	6	(54.5%)	25	(73.5%)	0.111
Main expected effect :							
- Self assertion	9	(37.5%)	2	(18.2%)	11	(31.4%)	0.435
- Drug high	9	(37.5%)	7	(63.6%)	16	(45.7%)	0.150
- Relief	12	(50.0%)	5	(45.5%)	17	(48.6%)	0.803
Main felt effect:							
- Relaxation	8	(33.3%)	2	(18.2%)	10	(28.5%)	0.447
- Excitement	15	(62.5%)	5	(45.5%)	20	(57.1%)	0.467
- Paradoxical effect	16	(66.7%)	8	(72.7%)	24	(68.6%)	1.000
Adverse effects	19	(79.2%)	7	(63.6%)	26	(74.3%)	0.416
Dependence	6	(25.0%)	0	(0.0%)	6	(17.1%)	0.146
Has ever thought about tapering clonazepam [a]	[a] 20	(87.0%)	8	(72.7%)	28	(82.4%)	0.363
Average amounts used (mg) [a]	[a] 16	(0-60)	16	(0-100)	16	(0-55)	0.957
Is afraid about further psychiatric consequences	11	(45.8%)	6	(54.5%)	17	(48.6%)	0.632
Penal issues							
Acquisitive crimes	19	(79.2%)	9	(81.8%)	28	(80.0%)	1.000
Violent offenses	16	(66.7%)	6	(54.5%)	22	(62.9%)	0.708
Penal aggravating circumstances	20	(83.3%)	11	(100.0%)	31	(88.6%)	0.285
Antecedent of imprisonment	18	(75.0%)	9	(81.8%)	27	(77.1%)	1.000
Average time in relapse since last incarceration (months)	11	(0-36)	11	(0-36)	11	(0-29)	0.839
Obligation of care	13	(54.2%)	4	(36.4%)	17	(48.6%)	0.328
Average number of incarcerations	3	(2-4)	3	(1-5)	3	(2-4)	0.984
Current prison sentence (months)	38	(0-186)	39	(0-310)	38	(0-168)	0.879

[a] 1 missing data

Table IV : Substance use characteristics and penal issues among users regarding feeling of paradoxical effects under clonazepam , Le Port Detention Center, Reunion Island, 2011 (n=35)

	Paradoxical effects (n=24)		No paradoxical effects (n=11)		Total (n=35)		p
Characteristics of consummation							
Favorite galenic form (/both)							0.579
- Drinkable solution	10	(41.7%)	6	(54.5%)	16	(45.7%)	
- Pills	3	(12.5%)	2	(18.2%)	5	(14.3%)	
Prefers using clonazepam together with other people (/ alone exclusively)	19	(79.2%)	10	(90.9%)	29	(82.9%)	0.640
Frequency of consummation ≥ 1 intake /week (/< 1 intake/week) [a]	[a] 15	(65.2%)	5	(45.5%)	20	(58.8%)	0.458
Usual intake of clonazepam exclusively (/with other substance)	13	(54.2%)	2	(18.2%)	15	(42.9%)	0.046
Usual intake of alcohol with clonazepam	9	(81.8%)	6	(66.7%)	15	(75.0%)	0.617
Usual intake of alcohol in absence of clonazepam	7	(29.2%)	5	(45.5%)	12	(34.3%)	0.451
Was under effect of substance(s) during current offense:							
- In which clonazepam	16	(66.7%)	8	(72.7%)	24	(68.6%)	1.000
- In which alcohol	9	(37.5%)	4	(36.4%)	13	(37.1%)	1.000
- In which trihexyphenidyle	4	(16.7%)	1	(9.1%)	5	(14.3%)	1.000
- In which cannabis	6	(25.0%)	1	(9.1%)	7	(20.0%)	0.392
Thinks that clonazepam could facilitate acting out [a]	[a] 17	(73.9%)	8	(72.7%)	25	(73.5%)	1.000
Main desired effect :							
- Self assertion	10	(41.7%)	1	(9.1%)	11	(31.4%)	0.114
- Drug high	14	(58.3%)	2	(18.2%)	16	(45.7%)	0.027
- Relief	9	(37.5%)	8	(72.7%)	17	(48.6%)	0.053
Adverse effects	17	(70.8%)	9	(81.8%)	26	(74.3%)	0.685
Dependence	6	(25.0%)	2	(18.2%)	8	(22.9%)	1.000
Has ever thought about tapering clonazepam [a]	20	(83.3%)	*8	(80.0%)	28	(82.4%)	1.000
Average amounts used (mg) [a]	15	(0-63)	*16	(0-94)	16	(0-55)	0.903
Is afraid about further psychiatric consequences	15	(62.5%)	2	(18.2%)	17	(48.6%)	0.015
Penal issues							
Acquisitive crimes	19	(79.2%)	9	(81.8%)	28	(80.0%)	1.000
Violent offenses	15	(62.5%)	7	(63.6%)	22	(62.9%)	1.000
Penal aggravating circumstances	22	(91.7%)	9	(81.8%)	31	(88.6%)	0.575
Antecedent of imprisonment	17	(70.8%)	10	(90.9%)	27	(77.1%)	0.387
Average time in relapse since last incarceration (months)	11	(0-37)	11	(0-34)	11	(0-29)	0.871
Obligation of care	13	(54.2%)	4	(36.4%)	17	(48.6%)	0.328
Average number of incarcerations	3	(2-4)	3	(1-5)	3	(2-4)	0.709
Current prison sentence (months)	37	(0-190)	39	(0-297)	38	(0-168)	0.823

[a] 1 missing data

Annexe 5 : Preuve de soumission

Addiction

Clonazepam misuse before incarceration does not impact upon medico-legal issues in adult male Creole convicts on Reunion Island in 2011

Journal:	*Addiction*
Manuscript ID:	Draft
Manuscript Type:	Research Report
Date Submitted by the Author:	n/a
Complete List of Authors:	rasson, sophie; CHU Ste Marguerite, Service de Psychiatrie, Pavillon Solaris Mete, David; Hôpital Felix Guyon, Service d'Addictologie, Simon, Nicolas; CHU Sainte Marguerite, Service d'Addictologie
SUBSTANCE:	addiction general
METHOD:	surveys
FIELD OF STUDY:	psychiatry
Keywords:	drug use disorder, clonazepam, benzodiazepines, drug abuse, paradoxical effects, acting out, prison

Annexe 6 : Questionnaire détenus

Numéro d'écrou : …………..   Date : …/…/…..

Données socio démographiques

Date naissance …/… /…..   Ville de résidence : ……………………………

Niveau scolaire : □ primaire □ secondaire □ supérieur

  □ Enseignement professionnel   □ Enseignement spécialisé

Illettrisme □ oui □ non

Profession avant incarcération :………………………………………………………………………………

Principale source de revenus avant incarcération : □ salaire/chômage □ travail au noir □ RMI/RSA □ pension d'invalidité/AAH □ retraite □ aide familiale/entourage □ autre, laquelle ?
……………………………………………………………………………………………………

Statut matrimonial : □ célibataire □ veuf □ divorcé/séparé □ marié □ en concubinage

Nb enfants : ……………..

Mode de vie : □ seul □ couple □ couple avec enfants □ famille élargie

Consommation de substances

  A. Consommation de clonazepam hors prescription/prescription détournée dans les 12 derniers mois ? □ oui □ non

  B. Si non, en avez-vous déjà consommé au moins une fois dans votre vie ? □ oui □ non

Si oui, quand ?……………………………………………………………………………………………..…………

Si non à la question A, répondre uniquement à la question C.

Le plus souvent, le clonazepam était consommé :

□ seul □ avec un/plusieurs autre(s) produit(s) □ les deux

Le(s)quel(s) ? : □ alcool □ cannabis □ flunitrazepam □ autre benzodiazépine □ trihexyphenidyle □ autre, préciser : ……………………………………………………………

Sous quelle forme consommez-vous le plus souvent le clonazepam :

□ comprimés □ forme buvable □ indifféremment les deux

Consommation plus fréquemment : □ seul □ en groupe/entre amis □ les deux

Fréquence de consommation (= occasion) :

□ moins d'une fois par mois, □ entre une fois par mois et une fois par semaine, □ plus d'une fois par semaine, □ quasi tous les jours □ plusieurs fois par jour

Quantité consommée par occasion, le plus souvent :.................Soit, en mg : ....

Dose maximale ingérée par occasion ces 12 derniers mois : ....Soit, en mg : ....

NB : une boite = 2 plaquettes de 10 cp à 2mg / 1 flacon = 20ml soit 50 mg.

C. Parmi ces produits, lesquels consommiez vous ces 12 derniers mois, en dehors du clonazepam ? (si consomme du clonazepam : en absence de clonazepam)

□ aucun □ alcool, préciser : nb verres/occasion : ...... ou nb verres/j : ..... nb j/sem : ....

(consommation a risque OMS >4 verres en une occasion ou >3v/j)

□ cannabis □ flunitrazepam (hors prescription) □ autre benzodiazépine (hors prescription)

□ trihexyphenidyle (hors prescription) □ autre, préciser : ....

Début/arrêt de la consommation de clonazepam

Age de première consommation : ....ans

Mode de découverte : □ seul □ entre amis

Avez-vous déjà eu envie d'arrêter d'en consommer définitivement ? □ oui □ non

Pour quelle(s) raison(s)? ....

Effet

Effet(s) recherché(s) : ....

□ anxiolytique □ amnésiant □ sédatif □ myorelaxant □ désinhibant □ excitateur, □ euphorisant, □ autre précisez : ....

Effet(s) ressenti(s) : ………………………………………………………………………

□ anxiolytique □ amnésiant □ sédatif □ myorelaxant □ désinhibant □ excitateur, □ euphorisant, □ autre précisez : ……………………………

Effet(s) adverse(s) constaté(s) : □ oui □ non

Si oui, précisez : □ anxiété □ troubles de la mémoire □ sédation/insomnie/trouble du sommeil □ syndrome dépressif □ désinhibition excessive □ problème somatique, lequel : ………………………………… □ autre précisez : ……………………………

Dépendance

Ressentez vous un manque si vous êtes prives de clonazepam □ oui □ non

Comment cela se manifestait il ? ……………………………………………………………

……………………………………………………… …………………………………

Éprouvez-vous de la difficulté à refuser si on vous en propose □ oui □ non

Si oui à une de ces deux questions : nb de tentatives de sevrage antérieures ? ………………

Conséquences néfastes de la consommation à long terme (selon le patient) :

□ aucune □ isolement social □ dettes d'argent □ dépression □ difficultés à garder un emploi/ suivre une formation, □ conflits conjugaux/familiaux

□ problème somatique, lequel : ……………………………□ autre précisez : ……………………………

Caractéristiques du passage à l'acte

Date incarcération : … / … / ….

Motif incarcération (fiche pénale) : ………………………………………………………………………

□ Vols □ Infraction de la Législation aux Stupéfiants (ILS)

□ Coups et blessures / violence

       Conséquence pour la victime : □ décès □ hospitalisation □ ITT, combien de j : ………

              □ Homicide □volontaire □ involontaire □ ne sait pas

□ Agression sexuelle □ avec viol □ attouchements

Circonstances particulières □ inceste □ pédophilie □ autre, laquelle : ………………….

Nb de condamnations : ……………Nb incarcérations…………………..

Date	Motif	Circonstances Aggravantes	Peine	Dont Sursis	Sous effet ?	Quelle substance ?

Nb mois en liberté depuis dernière incarcération : ………

Sous l'effet de substance au moment du passage à l'acte : □ oui □ non

La(es)quelle(s) ? : □ clonazepam □ alcool □ cannabis □ flunitrazepam □ autre benzodiazépine
□ trihexyphenidyle   □ autre, préciser : …………………………………………………………….

Selon le détenu : le délit a t'il pu être favorisé par la prise de clonazepam ? □ oui □ non

Circonstances aggravantes pénales : □ oui □ non

Expertise : □ Oui □ Non

Peine : …………mois, dont sursis □ Oui : …………mois □ Non

Obligation de soins ? □ Oui □ Non

Annexe 7 : Critères DSM-IV de l'abus et de la dépendance (1994)

Abus de substances psychoactives

A - Mode d'utilisation inadéquat d'une substance conduisant à une altération du fonctionnement ou à une souffrance cliniquement significative, caractérisée par la présence d'au moins une des manifestations suivantes au cours d'une période de 12 mois :

1 - Utilisation répétée d'une substance conduisant à l'incapacité de remplir des obligations majeures, au travail, à l'école ou à la maison (par exemple, absences répétées ou mauvaises performances au travail du fait de l'utilisation de la substance, absences, exclusions temporaires ou définitives de l'école, négligence des enfants ou des tâches ménagères).

2 - Utilisation répétée d'une substance dans des situations où cela peut être physiquement dangereux (par exemple, lors de la conduite d'une voiture ou en faisant fonctionner une machine alors qu'on est sous l'influence d'une substance).

3 - Problèmes judiciaires répétés liés à l'utilisation d'une substance (par exemple, arrestations pour comportement anormal en rapport avec l'utilisation de la substance).

4 - Utilisation de la substance malgré des problèmes interpersonnels ou sociaux, persistants ou récurrents, causés ou exacerbés par les effets de la substance (par exemple disputes avec le conjoint à propos des conséquences de l'intoxication, bagarres).

B - Les symptômes n'ont jamais atteint, pour cette classe de substance, les critères de la dépendance à une substance

Dépendance à une substance psychoactives

Mode d'utilisation inapproprié d'une substance, entraînant une détresse ou un dysfonctionnement cliniquement significatif, comme en témoignent trois (ou plus) des manifestations suivantes, survenant à n'importe quel moment sur la même période de 12 mois :

1 - existence d'une tolérance, définie par l'une ou l'autre des manifestations suivantes :

a. besoin de quantités nettement majorées de la substance pour obtenir une intoxication ou l'effet désiré

b. effet nettement diminué en cas d'usage continu de la même quantité de substance

2 - existence d'un syndrome de sevrage, comme en témoigne l'une ou l'autre des manifestations suivantes :

a. syndrome de sevrage caractéristique de la substance

b. la même substance (ou une substance apparentée) est prise dans le but de soulager ou d'éviter les symptômes de sevrage

3 - la substance est souvent prise en quantité supérieure ou sur un laps de temps plus long que prévu.

4 - un désir persistant ou des efforts infructueux sont faits pour réduire ou contrôler l'utilisation de la substance.

5 - un temps considérable est passé à faire le nécessaire pour se procurer la substance, la consommer ou récupérer de ses effets.

6 - d'importantes activités sociales, occupationnelles ou de loisirs sont abandonnées ou réduites en raison de l'utilisation de la substance.

7 - l'utilisation de la substance est poursuivie malgré l'existence d'un problème physique ou psychologique persistant ou récurrent déterminé ou exacerbé par la substance.

Glossaire

Abus de substance : usage de substances illégales ou usage inapproprié de substances légales, répété, pour produire des sensations plaisantes et/ou pour soulager le stress et/ou pour changer ou fuir la réalité. Cet usage doit avoir un effet négatif sur les aspects sociaux, familiaux et économiques de la vie de l'individu concerné.

Addiction : processus dans lequel est réalisé un comportement qui peut avoir pour fonction de procurer du plaisir et de soulager un malaise intérieur, et qui se caractérise par l'échec répété de son contrôle et sa persistance en dépit des conséquences négatives.

Addictologie : étude des addictions, c'est-à-dire de la dépendance physiologique et psychologique à une substance ou à un comportement.

Addictovigilance : surveillance des cas d'abus et de dépendance liés à la prise de toute substance ayant un effet psychoactif, qu'elle soit médicamenteuse ou non, à l'exclusion de l'alcool éthylique et du tabac.

Dépendance : état psychique et parfois physique, qui comportent toujours une compulsion à prendre le produit de façon régulière ou périodique pour ressentir ses effets psychiques et parfois éviter l'inconfort de son absence (sevrage).

Mésusage ou usage détourné : consommation de substance non conforme aux lignes directrices médicales ou légales qui comporte un risque pour la santé, la sécurité ou le bien-être des personnes, des familles ou des collectivités

Potentiel addictif ou potentiel d'abus : capacité d'une substance à engendrer une dépendance physique

Psychotrope ou substance psychoactive : Substance chimique d'origine naturelle ou artificielle susceptible de modifier l'activité mentale.

Tolérance : nécessité d'augmenter la dose consommée pour ressentir les mêmes effets

Vulnérabilité : ensemble de caractéristiques ou circonstances qui prédisposent un individu à manifester des problèmes d'adaptation.

Abréviations

AFSSAPS	Agence Française de Sécurité Sanitaire des Produits de Santé
AMM	Autorisation de Mise sur le Marché
ANAES	Agence Nationale d'Accréditation et d'Evaluation en Santé
ARS	Agence Régionale de Santé
CEIP	Centre d'Evaluation et d'Information sur la Pharmacodépendance
CNSP	Comité National de Santé Publique
CSAPA	Centres de Soins d'Accompagnement et de Prévention en Addictologie
CSST	Centre de Soins Spécialisés aux Toxicomanes
DOM	Département d'Outre Mer
DSM	Diagnostic and Statistical Manual (of Mental Disorders)
FDA	Food and Drug Administration
GABA	Gamma-Acid-Amino-Butyric
ILS	Infraction de la Législation aux Stupéfiants
ITT	Incapacité Temporaire Totale
JORF	Journal Officiel de la République Française
MILDT	Mission Interministérielle de Lutte contre les Drogues et Toxicomanies
OFDT	Office Français contre les Drogues et les Toxicomanies
OMS	Organisation Mondiale de la Santé
ORS	Observatoire Régional de Santé
PGR	Programme de Gestion des Risques
RMO	Références Médicales Opposables
SPIP	Service Pénitentiaire d'Insertion et de Probation
SMPR	Service Médico-Psychologique Régional

Serment d''Hippocrate

En présence des Maîtres de cette école, de mes chers condisciples et devant l'effigie d'Hippocrate, je promets et je jure d'être fidèle aux lois de l'honneur et de la probité dans l'exercice de la médecine.

Je donnerai mes soins gratuits à l'indigent, et n'exigerai jamais un salaire au-dessus de mon travail.

Je ne permettrai pas que des considérations de religion, de nation, de race, viennent s'interposer entre mon devoir et mon patient.

Admis dans l'intérieur des maisons, mes yeux ne verront pas ce qui s'y passe. Ma langue taira les secrets qui me seront confiés, et mon état ne servira pas à corrompre les mœurs, ni à favoriser le crime.

Respectueux et reconnaissant envers mes Maîtres, je rendrai à leurs enfants l'instruction que j'ai reçue de leur père.

Que les hommes m'accordent leur estime si je suis fidèle à mes promesses, que je sois couvert d'opprobre et méprisé de mes confrères si j'y manque.

Mésusage du clonazepam avant incarcération et conséquences médico-légales chez des jeunes condamnés d'origine Créole sur l'île de la Réunion en 2011

Rasson S.[1], Mete D.[2], Simon N.[3]

[1]Hôpital Sainte-Marguerite, Service de Psychiatrie, Marseille, France
[2]Hôpital Felix Guyon, Service d'Addictologie, St Denis de la Réunion
[3]Hôpital Sainte-Marguerite, Service d'Addictologie, Marseille, France

Résumé (304 mots)

Objectifs Cette étude examine le lien entre le mésusage de clonazepam et les conséquences pénales du passage à l'acte chez des sujets de sexe masculin condamnés à une peine d'emprisonnement. **Schéma d'étude** Dans cette étude transversale les conséquences pénales du passage à l'acte ont été comparées entre des sujets condamnés consommateurs de clonazepam avant incarcération et des condamnés non consommateurs. Ensuite les caractéristiques pénales ont été comparées au sein des consommateurs, entre ceux qui ressentaient des effets paradoxaux (EP) du produit et ceux qui n'en ressentaient pas, puis entre ceux qui avaient consommé avant le passage à l'acte et ceux qui n'avaient pas pris de clonazepam avant l'acte médico-légal. **Recrutement** Les participants ont été sélectionnés parmi des prisonniers français d'origine Créole condamnés depuis le 1er Janvier 2011 au centre de détention du Port, sur l'île de la Réunion. **Résultats** Ni la sévérité de la peine reçue ni le type de sentence ne différaient statistiquement entre consommateurs et non consommateurs de clonazepam (p=0.137 pour la durée d'incarcération, p=0.087 pour l'obligation de soins). De même la récidive n'était pas liéE à la consommation (p=0.355). Soixante-neuf pourcent des consommateurs ressentaient des effets paradoxaux sous clonazepam, et 97% des utilisateurs étaient dépendants du produit. La consommation au moment de l'acte n'était pas liée aux caractéristiques du passage à l'acte (p=1.000 pour les antécédents d'incarcération, p=0.879 pour la durée de la peine d'emprisonnement), de même que les EP (p=0.387 pour les antécédents d'incarcération, p=0.823 pour la durée de la peine d'emprisonnement). **Conclusion** La consommation de clonazepam avant emprisonnement était plutôt un marqueur de vulnérabilité sociale qu'une caractéristique du passage à l'acte, de la sévérité des peines reçues ou de la récidive. Néanmoins une meilleure prise en charge des troubles liés à l'abus de substances est nécessaire, à la fois en milieu carcéral et après la libération pour favoriser à terme la réinsertion sociale des consommateurs.

Mots Clés : Abus de substance, benzodiazépines, clonazepam, effets paradoxaux, passage à l'acte, prison.

Auteur correspondant : Sophie Rasson, Service de Psychiatrie du Pr Lançon, Pavillon Solaris, Hôpital Sainte Marguerite, 270 Avenue Sainte Marguerite, 13009 Marseille, France. E-Mail: sophierasson@hotmail.com

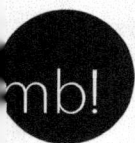

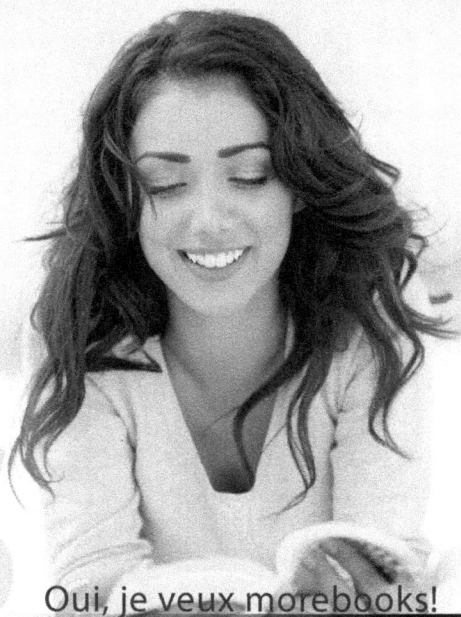

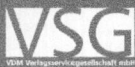